# 悪魔が教える願いが叶う毒と薬

Poison and Drug

アリエナイ理科別冊

薬理凶室

Contents

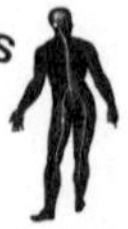

# 筆者挨拶

本書は、薬とつきあっていく上で知っておくとグンと便利に使える知識と、世間一般ではあまり語られることのない「裏の使い道」という点において言及した、まさに「クスリで願いを叶える方法」に特化した内容となっています。

薬について知ることは自分の体についての知識を深めることにも繋がります。本書はそういった薬と体の仕組みがつながるよう特に注意して書かれています。

そして、あんなことやこんなこと…、ヨコシマな貴方の願いも叶える薬について、真面目な本では語られない隠れた効能なんかにも触れていくのです…。

毒と薬の世界にようこそ！

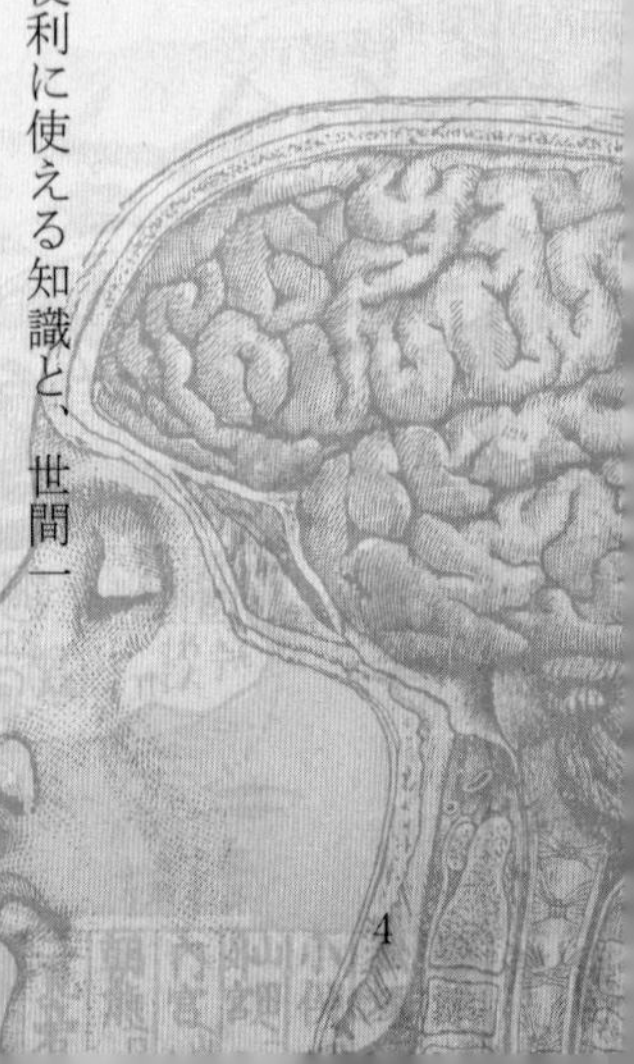

# アタマの章

# 第1講　目覚ましクスリ

身近で入手できる覚醒作用のあるもの、といえばカフェインですが、コーヒー程度で目が覚めるならば、誰も困りませんよね。そうこう考えているうちに、行き着く先は誰もが知っている…アレ、覚醒剤です。

現在の日本の法律では「メタンフェタミン」と「アンフェタミン」が覚醒剤として指定されており、使用はもちろんのこと、所持に対しても厳しく罰せられるのはご承知の通り。今回はそんな、覚醒させる「目覚ましクスリ」と脳の仕組みについてお話していきます。

## ❶ 楽しさのインフレーション　覚醒するクスリの仕組み

覚醒剤は脳内に入ると脳全体の神経の伝達末端に入り込み、やる気や快楽を司る報酬系と呼ばれる神経回路で強く働きます。報酬系は、Ａ10神経系や快楽神経系、ドーパミン神経系などと呼ばれており、ここでドーパミンのインフレが発生。

通常では、何かを達成した瞬間や素晴らしいものを見て感動

## 目覚ましクスリ

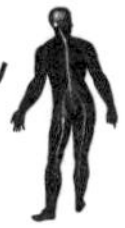

した時にのみ放出されるドーパミンを、ティッシュを1枚引っこ抜くだけで感動できるほどまでに安売りします。ドーパミンにより疲労感をも忘れてしまい、体は本来のダメージ許容量も超えて、ゆっくりと痩せ細って弱っていくわけです。

とはいえ、現代人の労働を取り巻く環境は覚醒剤を使え！といわんばかりの過酷なことも少なくありません。そんなご無体な要望に応えるには麻薬の力を借りないといけないのでしょうか？

いいえ、そんなことはありません。覚醒剤のような精神賦活作用を持つ麻薬には及ばないものの、同等もしくはそれに近い効果を持つ薬は少なからず存在します。加えて近年、抗うつ剤としてさまざまな薬がデビューしており、その中には覚醒剤骨格を持つものも。身の回りから最先端まで、これらの覚醒作用を持つ薬にはキーとなる物質「フェネチルアミン」が存在しているのです。

# 第1講

## お菓子にも含まれる覚醒作用のある物質

メタンフェタミンやアンフェタミンといった覚醒剤は、薬の分類的には「フェネチルアミン系」の薬物とされています。非常に簡単な構造ながら、人間に耽溺性をもたらす多くの化合物が含まれる一群で、ドーパミンもこの中に分類されます。人間の体で合成している成分であるドーパミンと覚醒作用を持つクスリが構造上近いのは、クスリの機能と細胞内での生理学的振る舞いが近いということも示しているのです。

　この主軸となっているフェネチルアミンという物質はさぞかしすごい麻薬なのかも…と期待する人もいるかもしれませんが、実はチョコレートに含まれているほど、身近な物質なのです。当然、含有量はわずかなので、精神に働く作用は誤差の範囲に過ぎません（※1）。しかし、微細な部分がほんのちょっと変わるだけで、一気に麻薬的な性質を帯びる物質に変化します。有名なものでは某押尾学ご愛用のMDMA

※1…合成麻薬の開祖ともいえるアレキサンダー・シュルギン博士は1gもの大容量を静脈注射したが効果がなかったと自著で評価している

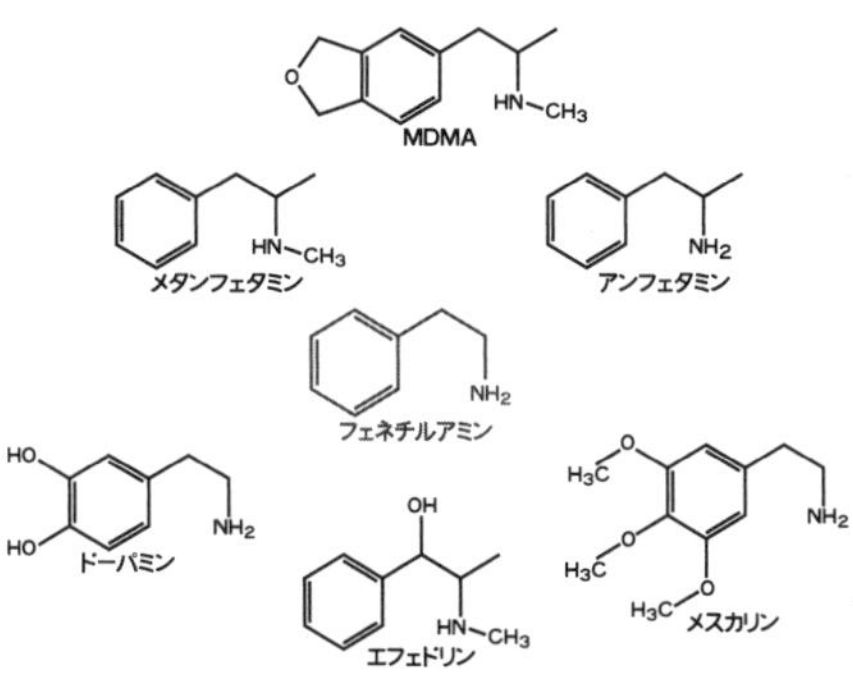


人間に耽溺性をもたらす
フェネチルアミン系

（メチレンジオキシメタンフェタミン）、幻覚性サボテンに含まれるメスカリンなどもその1種です。

## 薬局で購入できる覚醒クスリって？

このフェネチルアミンの中で唯一薬局で売られているのは、エフェドリン。気管支を拡張して咳を鎮める効果があり、多くの風邪薬に配合されていますが、眠気誘発成分と同時に配合されているため、効果はロクに期待できません。また、エフェドリン錠も販売されているのですが、薬局の自発的な取り決めにより、購入するのは極めて困難。

唯一、カジュアルに入手できるのは一部の咳止め飴と麻黄湯。本来は、風邪の初期症状を抑える漢方だったりしますが、カフェインと併用することで、ガツンと効果はないものの、結構自覚できるレベルで目が覚めます。受験生の間で咳止め飴が売れているというのも頷けますね。

ただし、エフェドリンは耐性形成が早く、疲労の蓄積もハ

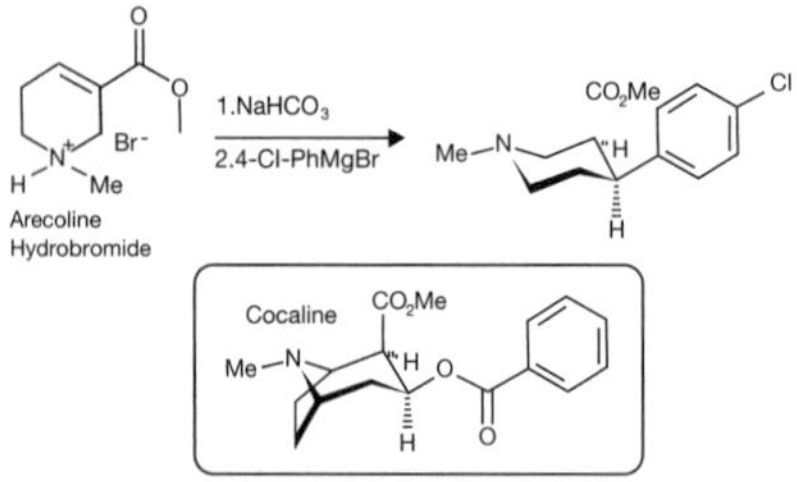


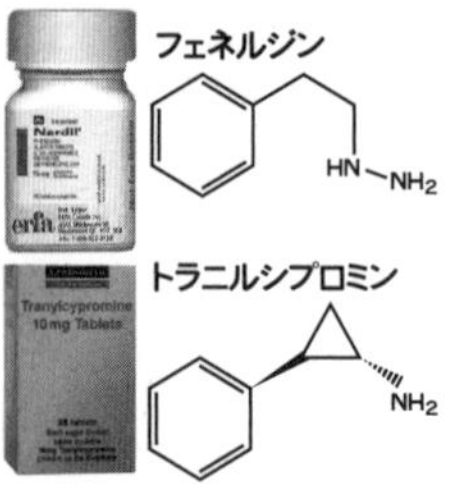


アメリカで使用されている抗うつ剤

ンパないので、無理な使い方はしない様にしましょう。

## 抗うつ剤としてのフェネチルアミン骨格

現在、日本でも使われている抗うつ剤のミルナシプラン（トレドミン）もフェネチルアミン系です。見ての通り、アンフェタミン骨格を持っています。さらに、いろいろな意味で日本の10年先を行くアメリカでは、もっと露骨なアンフェタミン骨格を持つ抗うつ剤もチラホラ。

その中でも「フェネルジン」と「トラニルシプロミン」という薬が重度の鬱や、鬱のなり始めに高い効果を発揮するということで浸透しつつあります。構造式を見てみると、まんまやんけ！　とツッコミを入れざるを得ないひねりのない形をしているわけですが、その作用は覚醒剤よりは、はるかにゆっくりで穏やかなよう。これらの薬は日本も認可を待っていますが、実際に一般市民が目にする日は数年先か、未来永劫訪れないかのどちらかでしょう。

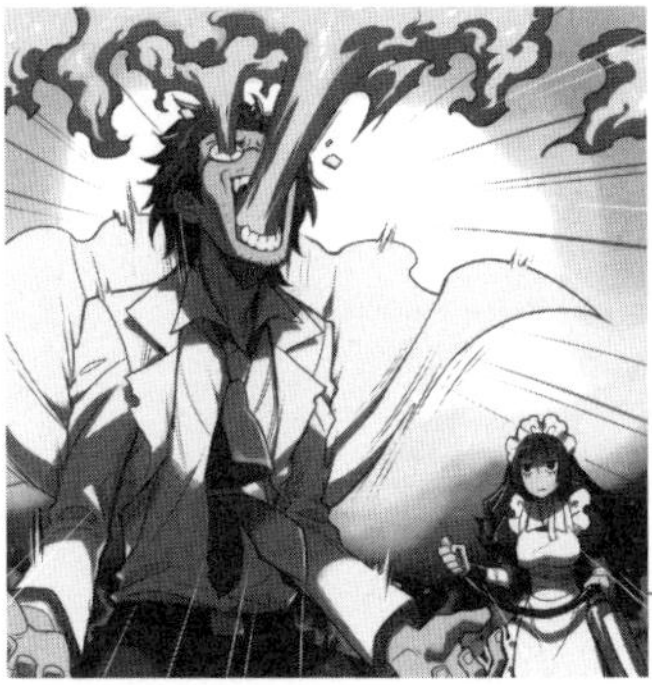

現在は一部の海外通販サイトで入手可能ですが、飲み合わせが極めてシビアな上に重篤な副作用も報告されているので、服用して脳がどうかしても病院に行かず自己責任の上でのたれ死ねる覚悟のある人だけにしましょうね。

## 最強の目覚ましクスリとは？

ちなみに現在最強の目を覚ますクスリは医薬品で存在するものでは、d体のメタンフェタミンです。

このdとかlというのは光学異性体（分子構造は同じでも立体的なひねりで分子の性質が変わる）もので、dとl体が混在してるものはdl体（非合法に流通してるものは、l体とdl体が大半）と呼びます（※2）。

大日本住友製薬で「ヒロポン」として現在も作られています。いうまでもなく麻薬成分なので、極めて限定的な用途でしか処方されることはないため、まず見ることはありません。

※2…d体のメタンフェタミンは、dlの数倍、l体のおよそ20倍の効力があるとされる

# 第2講 幻覚を見るクスリ

## ドラッグ誕生の起因に植物に秘められた幻覚性

幻覚剤。多くのクスリと同様に、始まりは植物にあります。古来より人間は勉強熱心といいますか、何でも喰っていたんですね。そのうち特定の植物に幻覚性があることに気が付きました。

幻覚性を持つ植物で有名なのは、「ペヨーテ」や「サンペドロ」などの幻覚性サボテンで主成分はメスカリン。他には、クサヨシの仲間にはジメチルトリプタミンという弱い幻覚成分を含んでいるモノがあります。またはキノコ。マジックマッシュルームという名でも有名で、シロシビンが含まれているものが多く知られています。

そして、マニアックなところでは、アフリカの「イボガ（※1）」という植物。この根皮には、イボガインという強力な幻覚性を持つアルカロイド（※2）が多く含まれています。

これら天然の幻覚成分はその構造が判明しています。今現

※1…シャーロックホームズ短編集の1つ「悪魔の足」に登場する毒草ではないかと思われる

※2…もともと植物の塩基性成分を示す言葉だったが、最近は自然界の低分子、薬理活性成分を指すことが多い。

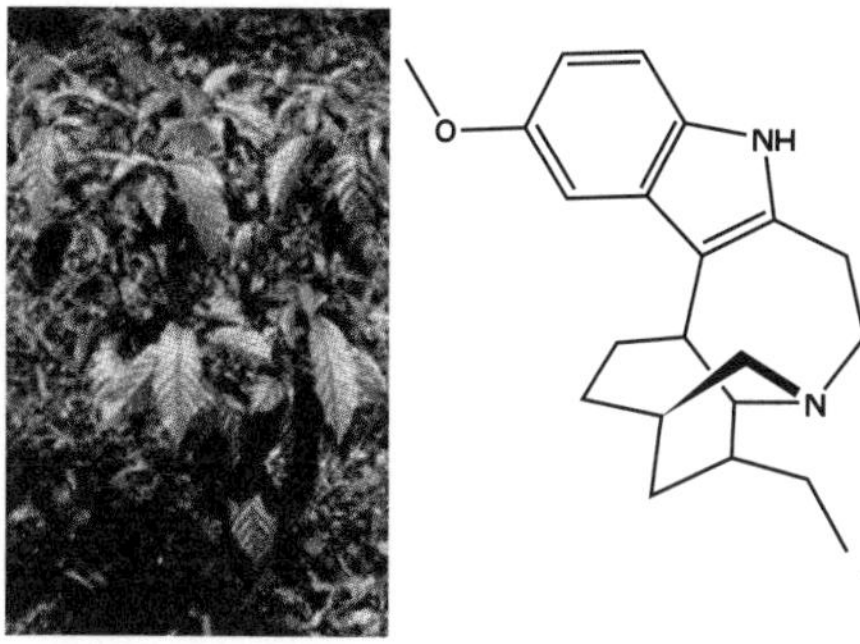

アフリカに生えるキョウチクトウ科の植物イボガとその成分イボガイン

在、流通しているドラッグ（合法、非合法問わず）の多くはそれらの構造を模倣して合成されたものです。

　では幻覚を見る時、我々の脳はどうなってるんでしょう？

## 大脳の情報エラー　幻覚を見る仕組み

どうして幻覚を見るのか？　そもそも幻覚とはなんでしょうか？—それは、めくるめく曼荼羅が目の前に広がったり、小さいものが巨大化したり、色や音の味がしたり、音が見えたり、小さいおじさんが現れたり…。

　これら幻覚剤の症状はひと言でいってしまうと「大脳の情報処理エラー」です。通常、視覚は大脳の後頭葉にある視覚野で処理され、視覚情報として我々は認識しています。あくまでも目に入った情報はシナプスの電気信号に変換された「情報」として知覚しているわけです。

　この知覚情報そのものがエラーを起こした状態、それこそが「幻覚」。通常は夢でしかないあり得ないモノが見えるの

# 第2講

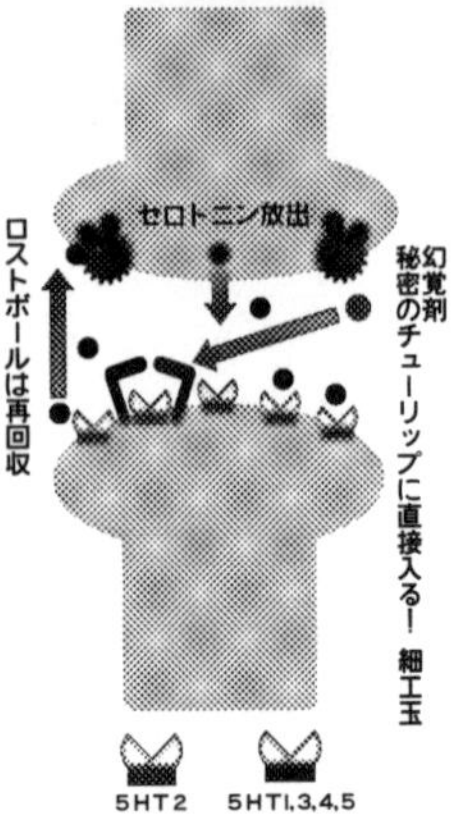
セロトニン放出
幻覚剤
秘密のチューリップに直接入る！　細工玉
ロストボールは再回収
5HT2
5HT1,3,4,5

「5HT2受容体」。幻覚剤はいわばパチンコルール無視のゴト玉といえる

は、起きながらに夢を見ており、音が見えたり味が聞こえたりするのは五感情報の処理ミス、大きさが変わるのは距離認識系のオーバーフロー、というわけなのです。

## 緊急事態に出現する脳の隠された機能

目の前の空間がぐにゃぐにゃしたり、小さいものが巨大化したりなどの誤作動を引き起こす受容体（※3）が、実は脳内にも存在することがわかっています。

その1つが脳内の神経伝達部セロトニンレセプターの1種、5HT2受容体というモノです。この受容体はLSDをはじめとするMDMA、シロシビン、メスカリンなど、さまざまなラリる薬剤を好んで取り入れ、ラリ信号を出します。

また、人間の脳には、平常時には使われない回路がいろいろとあります。使われない理由としては、脳に負担をかけないため。しかし、非日常や非常事態が発生した時などに、普段は隠れている回路が姿を現すのです。例えば、交通事故の

※3…受容体（レセプター）とは、何らかの刺激を受け取り、情報として利用できるように変換する仕組みを持った構造のこと。

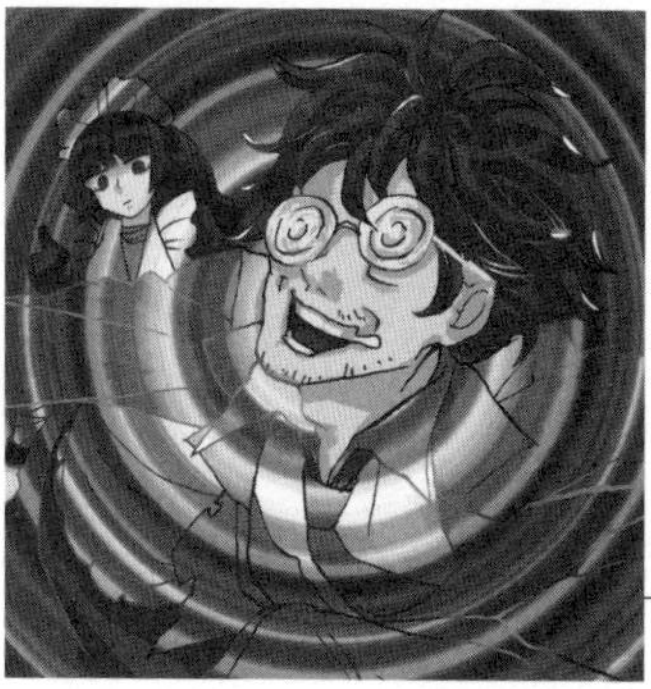

時に世界がスローモーションに見えたり、火事から逃げる時、いきなり視力がよくなって眼鏡なしで家から逃げていたり…。このように超人的な能力は、脳にダメージを与えるようで、普段は使わないようにしているのですね。

5HT2受容体は、通常のセロトニンも受け入れるのですが、漫画『カイジ』に出てくるパチンコ「沼」のごとく、滅多なことでは入らない受容体です。要するに他のチューリップに入るか、ロストボールとなるか、入り玉が多く（セロトニン過剰放出）なると、ドラッグが入っていなくてもラリるという寸法です。

このように脳の隠し機能をオンにする脳内に麻薬類似物質があると考えられており、それらが働くことで特殊効果を発動するといわれています。

その特殊効果を起こすものがたまたま植物にも含まれていた↓それを真似てより強いものを作ってみた↓これが幻覚剤といえるわけですね。

# 第3講　夢を操るクスリ

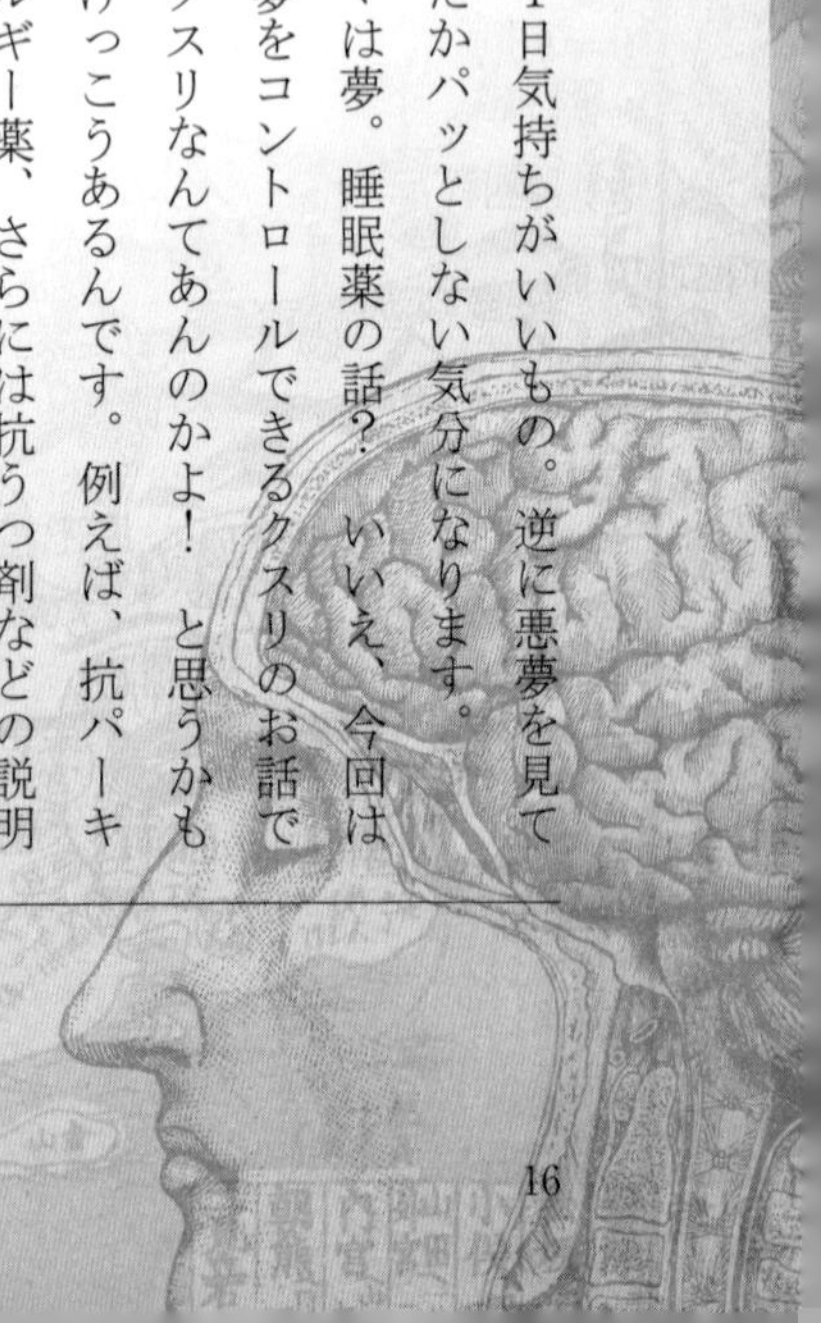

いい夢を見た日は1日気持ちがいいもの。逆に悪夢を見てしまった時は、なんだかパッとしない気分になります。

そう、今回のテーマは夢。睡眠薬の話？　いいえ、今回は「いい夢」「悪夢」と夢をコントロールできるクスリのお話です。夢を変質させるクスリなんてあんのかよ！　と思うかもしれませんが、実はけっこうあるんです。例えば、抗パーキンソン病薬や抗アレルギー薬、さらには抗うつ剤などの説明書の副作用欄を見るとハッキリ「悪夢」の文字が記載されています。

## ❶夢と睡眠のメカニズム

そもそも夢のメカニズムやその意味などは、詳しく解明されていません。分からないものは仕方がない。人体の仕組みなんて断片的にですら分かっていることは少ないですしね。

現在、夢について解明されているのは、レム睡眠（※1）時に脳の情報処理装置ともいえる海馬が活発に働き出し、大

※1…睡眠時の脳波はレム睡眠とノンレム睡眠と呼ばれる2つの波形を示す。この2種類の眠りはおよそ90～100分ごとに繰り返され、夜から朝までに通常数ターン行われる

| | 1%以上 | 0.1〜1%未満 | 0.1%未満 | 頻度不明 |
|---|---|---|---|---|
| 精神神経系 | 眠気 | めまい、ふらつき<br>頭痛、頭重、不眠 | 振戦<br>パーキンソン様症状 | 悪夢 |
| 肝臓 | | AST(GOT)<br>ALT(GPT)<br>γ-GTPの上昇 | ALPの上昇 | |
| 循環器系 | 動悸 | | 頻脈、胸内苦悶 | |
| 消化器系 | | 悪心、食欲不振、口渇、腹部不快感、便秘 | 嘔吐、胃痛、胃のもたれ<br>腹部膨満感、下痢 | |
| 過敏症 | | | 発疹、蕁麻疹、痛痒感 | |
| その他 | | 倦怠感、脱力感、気分不快、四肢のしびれ、目のかすみ | 悪寒、ほてり(顔面紅潮、灼熱感等)、多汗、(発汗、寝汗等)、BUNの上昇、尿中NAGの上昇、好酸球増加、CK(CPK)の上昇 | 浮腫 |

抗うつ剤のセディールの説明書。しっかりと「悪夢」の表記が

脳新皮質の情報を映像化して映し出すということ。レム睡眠中に眼球が動いているのは、本当に夢を〝見て〟いるからなのです。

そして睡眠の質が低下することで、脳の病気だけでなく、運動神経にも影響が及んでしまいます。人間は睡眠中、覚醒時（起きてる間）に得た情報を読み出して必要かどうかを判断。そして、それらの神経系を成長させてつなげるということを行っています。これは勉強に限らず、自転車の乗り方やダンスといった運動にもいえることで、どの筋肉をどのタイミングで動かせばいいのかを、脳内で反復練習し、飛躍的に行動の効率化を行うわけです。

体を使ってばかりの人に対して「筋肉馬鹿」という言葉を使いますよね？　それは連日体を酷使することで、筋肉の動きを効率化させることに脳のほとんどが費やされ、言語や知識といった分野が「不得意」となるほどに、使われない結果とも考えられます。

# 第3講

そんな睡眠中の「夢」ですから、良質なものを見たいですよね。ここからは「悪夢」と「いい夢」が見られるクスリについて具体的にお話していきます。

## マゾヒストに最適！　悪夢にうなされよう

悪夢を見るならば「βブロッカー」が最有力。インデラルやケルロング、テノーミンが有名ですが、これらは当然処方薬なので入手は困難。しかし、ここで諦めてはいけません。実は日本中の薬局でβブロッカーに似た薬が、育毛剤という仮面を被り、販売されているのです。そう、それが「リ●ップ」です。

リ●ップには「悪夢」の副作用を引き起こす、ミノキシジル（※2）という成分が含まれています。これを1日に10mgほど服用すると、かなりの頻度で悪夢が見られます。ちなみに、リ●ップには1％もの濃度で配合されているので、1本のボトルあたりに2g（2,000mg）近く入っているという計

※2…もともとは別の降圧剤（βブロッカー）の臨床試験で使用されたが、過剰に投与した被験者に毛が生えた、体毛が増えた、などの効果が確認できたことから誕生したクスリ

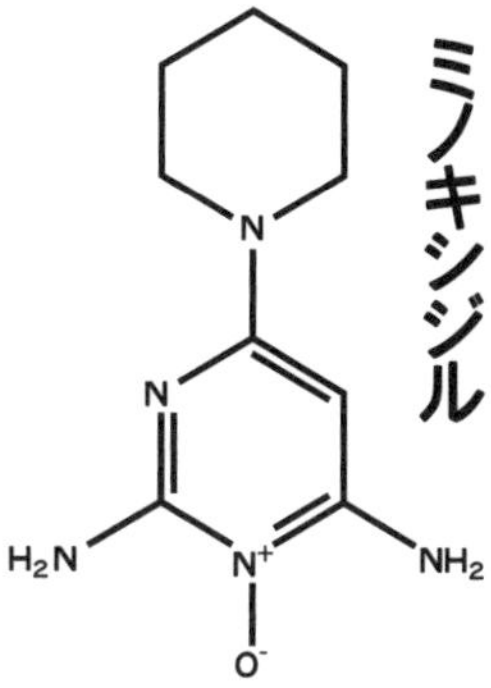

## ミノキシジル

もともとは高血圧の治療に使用されていた

算に。これは、ひと口飲むだけでもかなりヤバい分量です。

当然、誤飲防止策として、劇的に不味くしてありますが、そこをなんとか我慢して、リ●ップとアルコールを睡眠前に服用します。アルコールと一緒に飲むことで、血管が拡張し血圧が上昇。その作用が収まってくると、血圧がゆっくり低下していきます。すると、トラウマにまつわる凶悪な思い出が脳の奥底から湧き出て、それをさまざまな記憶と混ぜつつ再生されることで、悪夢が完成！　どうやら、レム睡眠時に血圧低下を感知すると、不幸な思い出や不愉快な感情の情報が夢に混入するように誤作動するようです。また、この現象は入眠後、最初のレム睡眠時に多く起こる傾向にあります。ちなみに1本まるまるゴキュッといくと、心臓が誤作動して死ぬ可能性があるので、ご注意を（※3）。

### エロもSFも何でもこい 夢の中で理想的に再生

足のほてりやかゆみを訴える症状「ストレスレッグス症候

※3…自殺に用いた例も数件ある

# 第3講

群」に対して、「プラミペキソール」という抗パーキンソン病薬が、２０１０年1月から保険の適用対象になったのをご存じでしょうか？　実はこの抗パーキンソン病薬は、「副作用によって夢をコントロールできるのでは？」と注目されつつあります。諸外国では、他の抗パーキンソン病薬で「夢」にまつわる副作用の存在が報告され始めています。

　中でもブロモクリプチンという成分の薬は、就寝前に見た印象の強いビジュアルが夢に反映されるということで話題に。

　方法としては、見たい夢にまつわるものをひたすら見てテンションを高め、1～2mgという低容量のブロモクリプチンを服用して寝るだけ。すると、就寝前に獲た情報が脳内で理想的に再生され、かなりの頻度で「いい夢」を見ることができるといわれています。

## 意外に見過ごしやすい悪夢薬

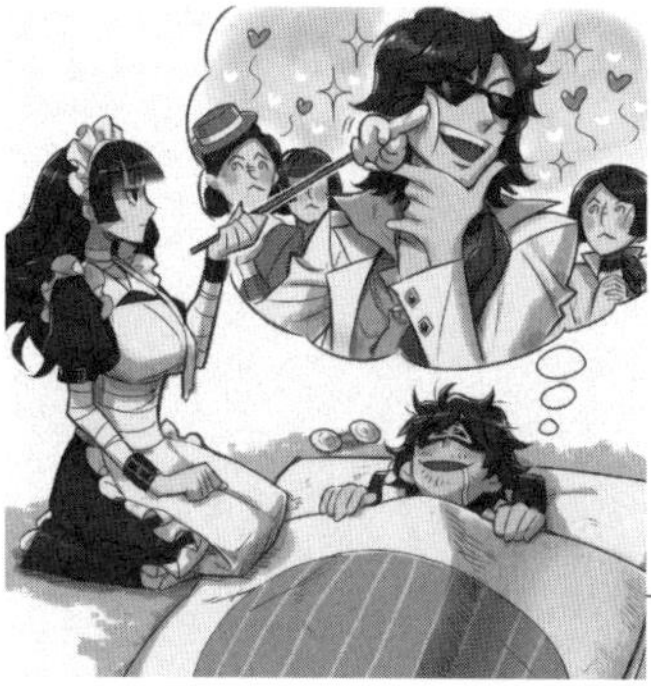

最近薬局でも多くＯＴＣとして販売がなされている、抗アレルギー剤。ようするに花粉症の薬ですが、これらの花粉症の薬のなかには悪夢が副作用として出ることもあります。悪夢らしい悪夢の発現率は0.1％以下とも言われているので、誤差…ともいえそうですが、毎日、結構な量を結構な期間飲み続けるものなので、それだけ遭遇する確率も高くなります。

悪夢…とまでは行かなくても、睡眠の質が下がったり、昼夜のリズムがおかしくなったりと、アレルギーシーズンに薬を飲んで、なんだかおかしいな…と思ったら、もしかしたらアレルギーの薬が原因で睡眠時に悪影響が出ている可能性があるかもしれません。

その場合は、薬自体を別のモノに変えてしまえば解決するので、かかり付け病院で相談するのがよいでしょう。

# 第4講　睡眠薬のおはなし

「俺、今日3時間しか寝てないし！」などと、睡眠時間を削って自ら余裕を作れない無能さをアピールする意識高い系がいますが、たかだか眠れないだけ、ちょっと眠りが浅いだけ、朝早く目が覚めるだけ…されどされど、さにあらず。不眠のメカニズムと睡眠薬にきっちりしっぽり迫ってみようと思います。

## 意外と複雑なんだね　不眠の原因と種類

多くの人が悩まされている不眠には、さまざまな種類があります。代表的なのは、寝付きが悪い&寝入りが悪い「入眠障害」。そして、夜中に何度も目が覚めてしまう「途中覚醒」、よく寝た気がしない「熟眠障害」、早朝に目が覚めるも2度寝ができない「早朝覚醒」の4つ。これらの障害が単体で発症することもあれば、複数の場合もあります。また、鬱などの精神的なものや老化からきている場合、内臓疾患に起因するものまでさまざま。

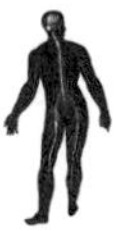

これら不眠の症状に効くクスリは、激しく充実しまくっており、原因から治療することはできなくても、〝眠れない〟こと自体をどうにかするのは、意外と難しい話ではない…というのが、いわゆる現代の医学においての模範解答でしょう。

## 使い方を間違えると悲惨　睡眠薬のタイプは全4種

そもそも、睡眠とは何でしょうか？　睡眠はレム睡眠とノンレム睡眠を繰り返します。健康な人であれば、夢を見て脳が活動するレム睡眠が2割、意識がシャットアウトしているノンレム睡眠が8割となります。

ちなみに「朝勃ち」はレム睡眠時に起こる生理現象で、やんわりと睡眠を阻害された場合に起こりやすい（発見しやすい）といわれています。目覚ましアラームなどで起きた場合は、急激にアドレナリンが分泌され、意識が戻る前に、体が目を覚まします。そして、意識が戻った頃には体は通常の状態になり、萎えてしまっているというわけです。勉強になり

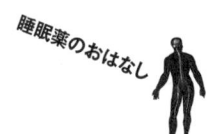

# 第4講

ますね!!!!　……さて、話を戻しましょう。快適な睡眠を阻害する原因は数あれど、睡眠薬の種類は極めて豊富です。特に「ベンゾジアゼピン系」と呼ばれるグループが大半を占めており、その強さによって処方が変わります。「超短時間作用型」（別名ウルトラショート）「短時間作用型」「中間作用型」「長時間作用型」の4タイプ。その名の通り、効果の時間と強さによって使い分けられます。

　この効果の時間と直結しているのが「半減期」。最近、放射能関連のニュースで聞くことの多い言葉ですが、薬学の上では「消失半減期」と呼び、クスリの効果が約半分になる時間を指します。半減期が3〜4時間のクスリであれば、朝までには効果がほとんど消えるでしょう。ですが、半減期とは読んで字のごとく、半分になるまでの時間のこと。短時間作用型（半減まで6時間以上）以上の「中間作用型」「長時間作用型」の睡眠薬は、朝起きた時点でも、まだ体内に残ります。

　要するに、中間以上のクラスになると、次の日にクスリを

| タイプ | 一般名 | 半減期 |
|---|---|---|
| 超短時間作用型 | トリアゾラム | 2〜4時間 |
| | ゾピクロン | 4時間 |
| | ゾルピデム酒石酸塩 | 2時間 |
| 短時間作用型 | エチゾラム | 6時間 |
| | ブロチゾラム | 7時間 |
| | ロルメタゼパム | 10時間 |
| 中間作用型 | ニメタゼパム | 21時間 |
| | フルニトラゼパム | 24時間 |
| | エスタゾラム | 24時間 |
| 長時間作用型 | フルラゼパム塩酸塩 | 65時間 |
| | ハロキサゾラム | 85時間 |

睡眠薬の種類と半減期

持ち越すことになるのです。長時間作用型になってくると、余裕で2、3日は体に作用を及ぼすので、後先考えずにうっかり強い睡眠薬を飲んでしまった日には、ふらんふらんな状態で過ごすことに…。

## 一生飲んでても問題ナシ？　睡眠薬って安全なんだって

意外にも、毒性に関していえば、ほぼ無害。医者の処方を守って飲んでいれば、体に及ぼす害はゼロといってもいいくらいのレベルでしょう。現状の睡眠薬の大半を占める、「ベンゾジアゼピン系」は、死ぬのが困難なくらい安全で、アルコールよりも体に負担がありません。

それなのに、「睡眠薬を飲まなくてはいけないくらいに自分はストレスまみれなんだ…早くクスリを辞められるようにならないと…」と、いらんことを考える人が多いようですが、実は、睡眠薬を飲むより、そっちの方が危険。不眠が増強されて、よくないことが起きまくるので要注意。睡眠薬は正しい処方で飲んでいる限りは安全だということです。ただ、近年はベンゾジアゼピン依存症がかえって病状を悪くすることもあるため、基本的には弱いモノへ、もしくは減らしていくという考えと、医師と相談した上で慎重に使う…というのは頭に置いておきましょう。

## ❻ アメリカのクスリよ来い　近頃の睡眠薬事情って?

日本で処方される睡眠薬の成分は、大半がベンゾジアゼピン系。一方のアメリカでは概ね日本と同じクスリもありますが、「メラトニン」と呼ばれる脳内物質直結の睡眠薬が使用されています。スーパーでも売られているくらいなので、安全性も確認されまくっていると思うのですが、なぜか日本では、ずーーーーっと昔から認可されていません。

このメラトニン自体は、海外通販などで購入できますが、現在の日本ではまともな入手法もなければ、承認もされていません。これには、厚労省とのマネー的なアレやソレが臭い

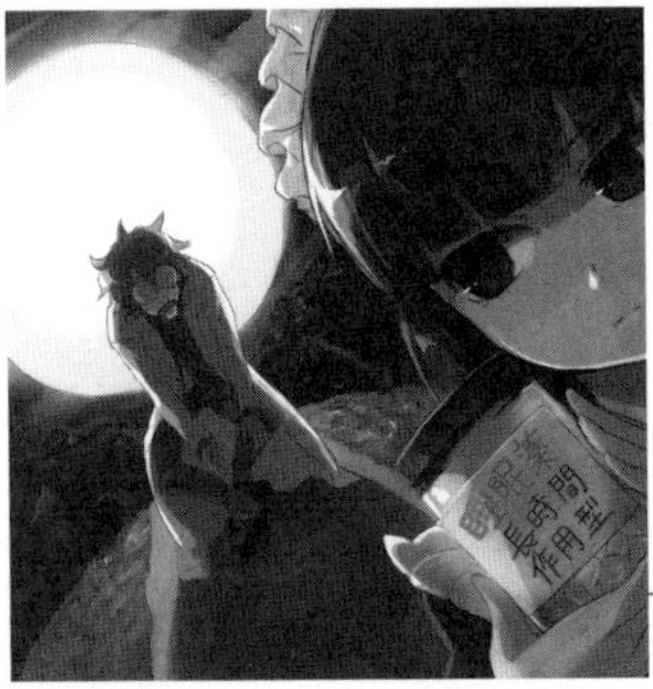


まくりな空気が立ちこめていますが気にしたら負けです。

しかし、海外バイアグラの使用認可が通常の10倍速なのに対して、睡眠薬が認可される気配さえないのは一体…？　まぁ、国会議員になるとインポにはなるが、不眠にはならないということなのでしょう（笑）。

そんな不遇なメラトニンが作用する、メラトニン受容体（そのままの名前だが）に働く睡眠薬「ラメルテオン」（商品名：ロゼレム錠8mg）が2010年4月に承認されました。

効果はそれなりですが、抗うつ剤のフルボキサミン（ルボックス）や、抗菌剤の多くとも併用ができず、カフェインとさえ喧嘩するほどの微妙っぷり。あまり笑顔で迎え入れられていないというのが現状です。ただ、国内処方で唯一、時差ぼけに効果があるクスリなので、貴重といえば貴重。じゃあ、メラトニンだけでいいやんけ…なんてことは、いってはいけない空気になってるようです（笑）。大人って汚いですね！

# 第5講 頭がよくなるクスリ

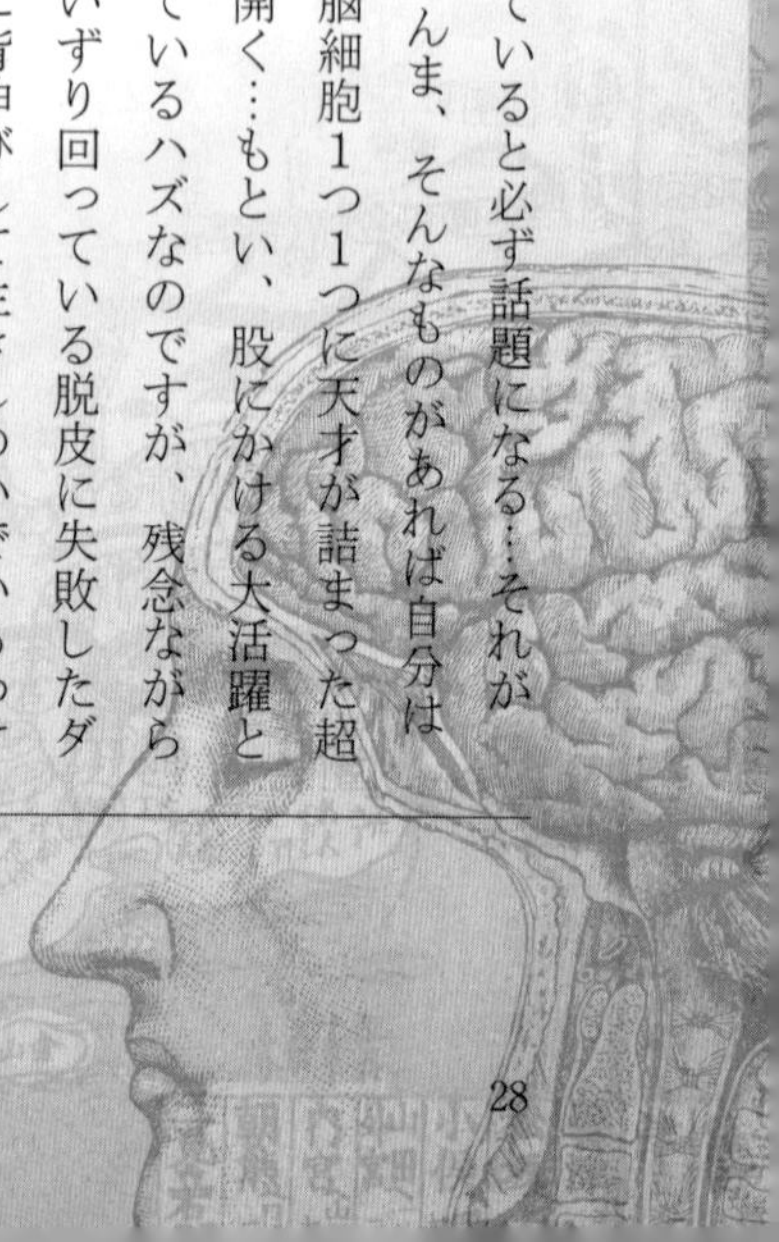

クスリについて話をしていると必ず話題になる…それが「頭がよくなるクスリ」。んま、そんなものがあれば自分はとっくに使いまくって、脳細胞1つ1つに天才が詰まった超天才と化し、世界に股を開く…もとい、股にかける大活躍とともに世の中を震撼させているハズなのですが、残念ながら地べたどころか海底を這いずり回っている脱皮に失敗したダイオウグソクムシのように背伸びして生きしのいでいるわけでございます。ゲッゲッゲ。

このように卑屈な笑みを浮かべざるを得ないほど、頭がよくなるクスリなんてものは存在しません。ではなぜ、そんなクスリが出回っているのか…という話をしようと思うのでありますよ。

## 効果・意味・価値はゼロ　スマートドラッグの嘘

頭がよくなるクスリ、別名はスマートドラッグ。少し前まではそう呼ばれ、あちこちの怪しい本で「これはすごい」「コ

## 頭がよくなるクスリ

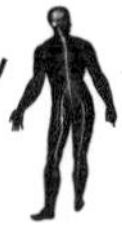

レはマジで効く」と、陰茎増大薬のスパムメールばりの話を堂々と載せまくったせいで、いまだに頭がよくなるクスリが存在すると信じる人が山盛りいる、という困った物件です。

紹介されているクスリは主に、ピラセタム、ビンポセチン、ヒデルギンの御三家。あとは、前述した3種の誘導体のような親戚で、似たり寄ったりの名前をしています。加えてバソプレシンやメラトニンといった脳内ホルモン的なクスリが続きます。

まぁ、脳内ホルモン組はさておき、一般的にスマートドラッグと呼ばれているクスリの成分は、元々は認知症のクスリに使おう…と開発されたもの。つまり、正常な脳への使用は想定の範囲外なのです。微妙な研究報告は数あれど、学会的に認められる、ないし、効果を認めている（まともな）医師もおらず、正直めざましい効果の実験データは存在しません。

万が一、効果があるとしても、ヒデルギンのようにあからさまに脳の生理機能に影響を及ぼすクスリをボリボリ食って、

# 第5講

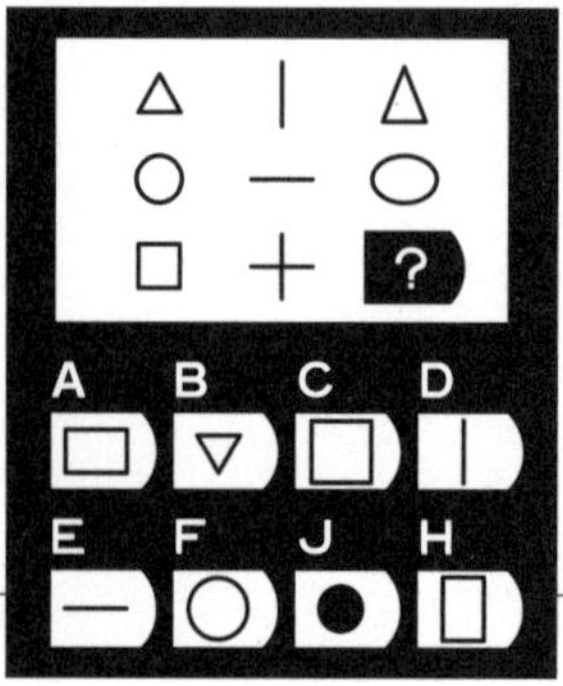


このような問題が１秒以内で解ける、数秒で解ける、１分程度で解ける、説明しても分からない人に大別されてIQが出る

いい効果があるだなんて口が裂けてもいえません。おまけに、ヒデルギンは痴呆にさえ効かないことが分かってしまい、開発者自身も「こんなクスリで頭がよくなるのなら、自分が真っ先に飲んでいる」と公言しています。

ちなみに、健常者が行った学力テストでも、全くもってめぼしい効果は報告されていません。効果なし、意味なし、価値なし、と結論付けても問題ないでしょう。おまけに頭痛や眠気、のぼせ、吐き気などの副作用だけは一丁前に報告される始末。効果はイマイチなのに副作用がハッキリしている物体を、いいクスリだと紹介するのは、かっこ悪いのでそろそろやめようと声を大にしていいたい訳です。

## 頭がいいってどういうこと？　IQ的には情報処理のデータ幅

頭がいいというのは、人によっても解釈が異なりますが、ＩＱ的には「情報処理のデータ幅が広い」と考えられます。

要するに、どのくらい同時複数の情報処理が行えるかといっ

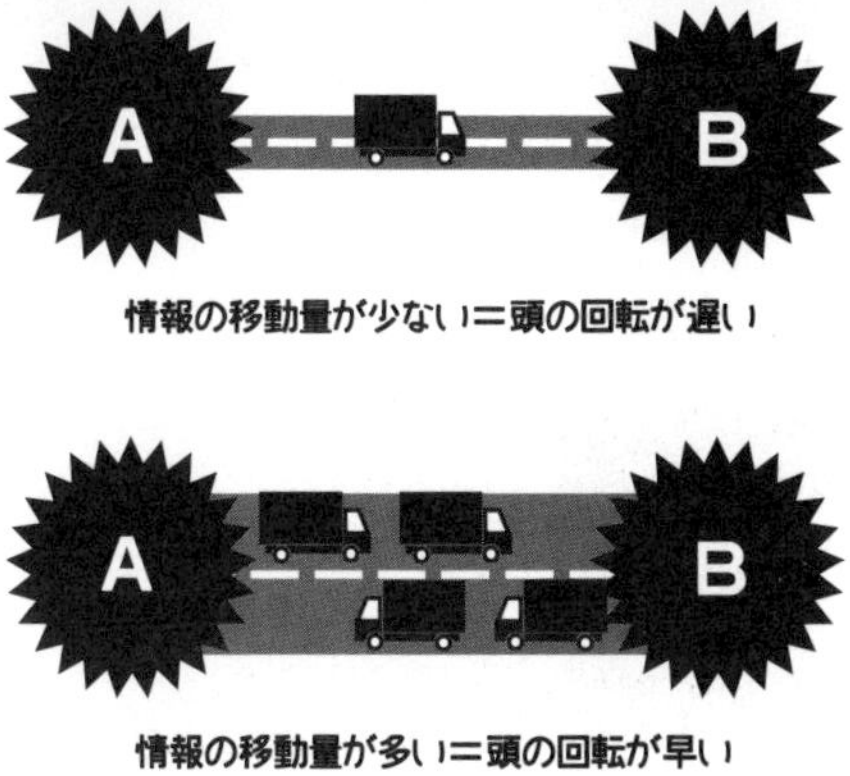


頭のよさを現す「情報処理のデータ幅」を模式図に表したもの。道路の幅は人それぞれ異なる

た「限度」が頭のよさとされるのです。よって、記憶力や計算速度は「頭がいい」という尺度にはあまり入ってきません。

この情報処理の幅は、脳内で思考を結ぶ道路といったイメージで、脳内のあちこちにデータを取りにいっては、集めたデータを照合。そこから、ひらめきや解決策を生み出したりするスピードやパワーを、なんとなく数値化したものが、情報処理のデータ幅、ＩＱとなるのです。

情報処理のデータ幅を増やすには、いわゆる脳トレのような頭が痛くなる系統のゲームで鍛えられるといわれています。しかし、その伸び率や伸び幅は、残念ながらすぐにその人の「限界」に達してしまい、ストレスが溜まる一方。無駄なあがきをするより、持っている道路をいかにうまく使うか、という方が大事なのです。流行のアハ丸出しの脳科学の話なんかで、一喜一憂しても意味はありません。

ちなみにＩＱテストも訓練次第で上げることができるので、数値自体はあまり意味がなかったり…。

# 第5講

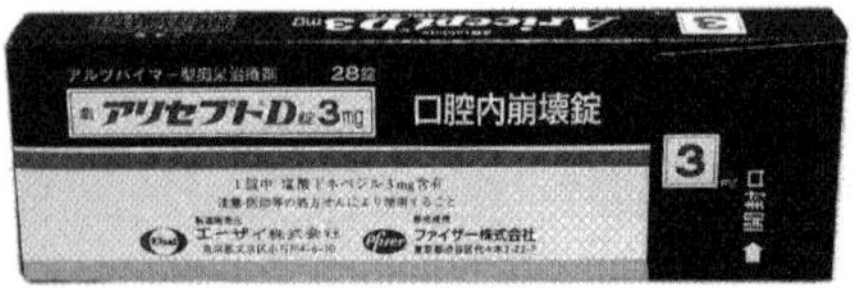


脳内のアセチルコリンを増加させて記憶力をアップさせる「アリセプト」。使い続けると、脳の病気になる恐れも…

## ゴリ押しパワーで無理矢理天才に？

さて、皆さんの夢を焼け野原にした以上、植林程度のフォローはしていかないと、本書の意味が無いですね。頭のよさとなる情報処理速度を上げるクスリとしては「アセチルコリンエステラーゼ阻害剤」辺りがマトモでしょう。脳内の記憶系の多くで、アセチルコリンが枯渇すると知能が低下することから「じゃあ、濃度を高めてしまえばええんちゃうんけ？」といった、乱暴な考えにより生まれたクスリです。

このアセチルコリンの過剰放出は、トラウマの発現などとも結び付きがあるといわれ、仮説だらけの脳生理学の中ではそれなりに信憑性がアリマス。最強のアセチルコリンエステラーゼ阻害剤であるサリン（毒ガス）の被爆者の多くが、サリンによるアセチルコリンの過剰によって、事故の記憶が焼き付き、セラピーを受けている人が数多くいます。

このように記憶力を高めるという意味では、アセチルコリ

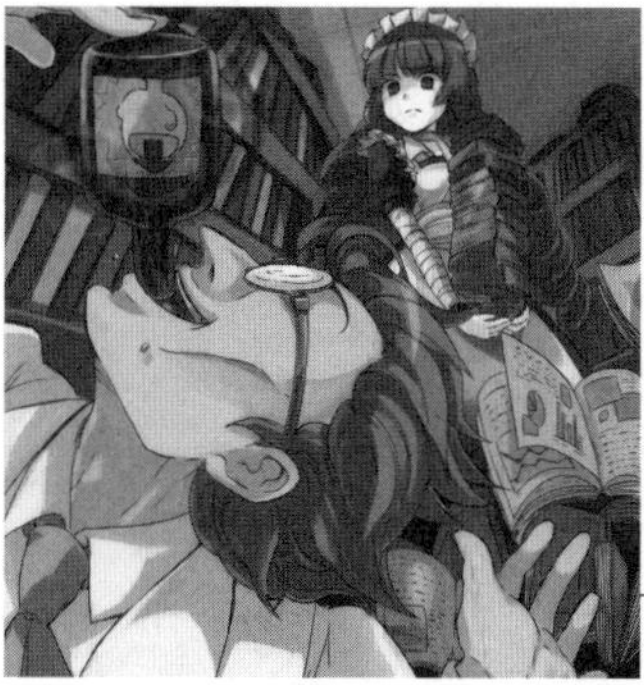

ンエステラーゼの分解阻害はそれなりに効果があるようで、健常者でもほんのわずかですが、記憶テストで効果があるんじゃないか？　といわれています。

　脳内のアセチルコリンを増加させるリスクとして、ドネペジルがあります。「アリセプト」という商品名で販売されていましたが、２０１０年に特許が切れたため、ネット上にジェネリックが溢れ始めています。ただし、健常者が続けて使用した場合の副作用は、全く研究されておらず、郡発性頭痛などのナゾの病気との関連性を指摘する専門家もおり、思わぬ脳の病気になる危険性がある…ということは記憶しておきましょう。

# 第6講 ウツ病に効くクスリ

## ❻ 精神の病？　脳の病？　うつ病はこんな病気です

うつ病は脳の病気です。精神的なものだけど精神的な問題ではない、というややこしいカテゴリーの病気。ここで大事なのは「保険適用」が許されているという点。つまり、国がうつ病は病気だと認めているということです。「頑張れば治る」などといった精神論の話とは別格なわけ。いずれも気分が盛り上がらず、感動が少なく、やる気も起きず、無気力で、生きている意味すら見失い、ゆくゆくは自殺する元気すらなくなるというのが主な症状です。診断上、5種類に分けられますが、体の病気のように5種類の症状から5種類のうつ病ができている…という単純なものではありません。

患者の見た目は健康そのもので、生気がないこと以外に健常者との違いはありません。おまけに、常に沈んでいるわけではなく、気分がいい時期もあったりと、波があるパターンの場合は、本人が気のせいだと思ってしまうことも多く、病

ウツ病に効くクスリ

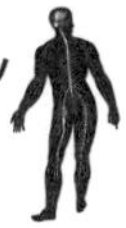

気として認定するのが困難です。

じゃあ、健常者との明確な違いはなんやねん、という話になるわけですが、実のところあまりはっきりしていません。

## たまに耳にするけどセロトニン仮説って何？

「うつ病の原因はコレ！」とテレビなどで半ば常識として語られているのが「セロトニン仮説」。ただし、うつ病のいくつかはこのパターンである可能性が高いんじゃね？　程度のものです。原因がコレだけだったらターゲットにしたクスリは100%効果を発揮して、うつ病患者はいないっつーの。

このセロトニン仮説をかいつまんで説明すると、脳内の神経伝達に使われているセロトニンという物質が、うつ病患者では減少している…というもの。実際にうつ病で自殺した人の脳を検査すると、セロトニン濃度が割と低くなっているケースが多いことから、支持されている説です。

このセロトニン仮説に沿って、セロトニン周りの神経伝達

# 第6講

については詳しく研究されており、セロトニンとその受容体については、かなり細かく解明されているようです。セロトニンは「5ヒドロキシトリプタミン」という物質で、神経伝達のために神経と神経の間で使われています。このセロトニン受容体はたくさん発見されていて、現状で1~7に区分できます。1はA・B・D（人間にはCはない）、2がA・B・C、5がA・Bと、約12種類に細分化でき、今後も増えると思われマッシュ。

## ❶ドーパミンを出せば気分はよくなるものの…

近年の医療現場では「ドーパミン」や「ノルアドレナリン受容体（※1）」に効くクスリも併用されています。

うつ病の原因とされているセロトニンが脳内で減ったり増えたりしても、感情に効果が現れるまでに時間がかかります。それに対して、ドーパミンやノルアドレナリンが増減すると、即座に精神面に影響を及ぼします。ドーパミンの分泌を促す

※1…アドレナリンは「エピネフリン」とも呼ばれ、生物業界と医学会での呼び名が違うので、生化学畑の人はアドレナリンという言葉をよく使う。ちなみにノルアドレナリンはノルエピネフリンなのだが、なぜか普及していないため誤解が多い（英語ではNorepinephrine）

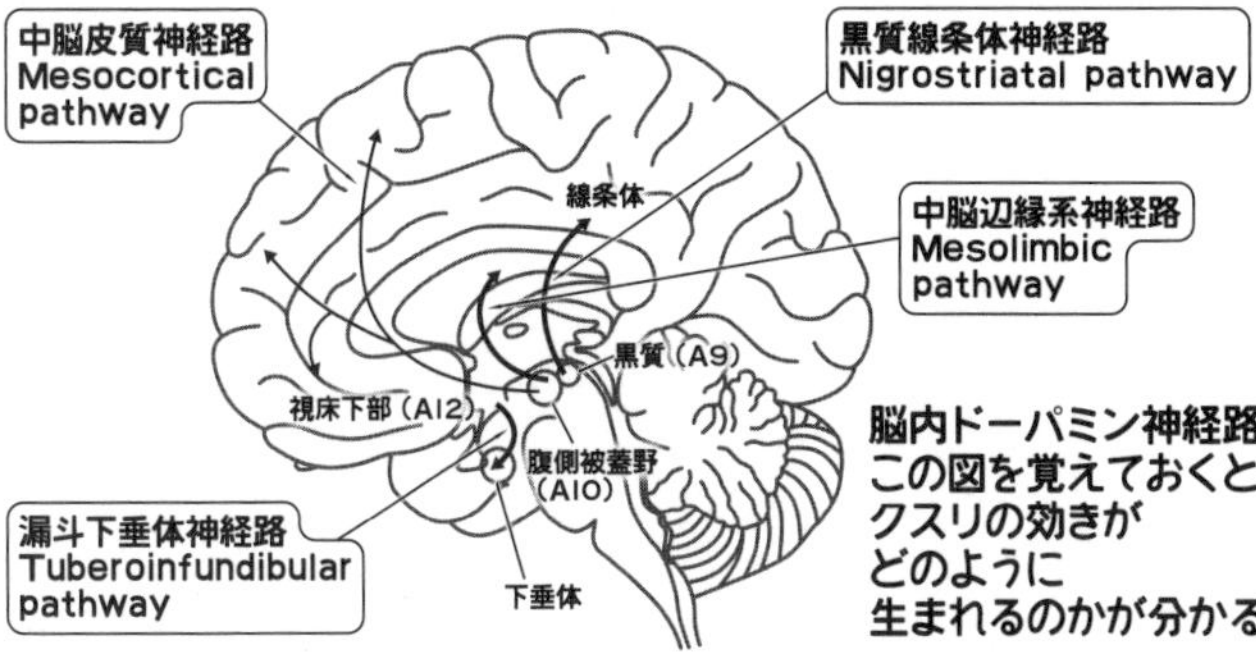


**脳内ドーパミン神経路。この図を覚えておくと、クスリの効きがどのように生まれるのかが分かる**

代表的なクスリが麻薬。覚醒剤やコカイン、MDMA（※2）などの、ザ・麻薬の乱用者が後を絶たないことを考えても、最強のドーパミン分泌促進剤は麻薬なのです。とはいえ、それらがもたらす効果は超短期間な上に、ツケがしっかり来るとあっては、うつ病治療薬にはなり得ないわけです。おまけに違法とくれば使う以前の問題になってしまいますからね。

以上のことから、ドーパミンを一気に増やして躁転させても仕方ないので、ほどほどに増やしつつ、セロトニンが安定して増えてくるまでのつなぎとして使うのが定石となっています。特に日本では「スルピリド（ドグマチール）」が好まれて使われていました。

過去形なのは、さすがに現在はうつ病に真っ先に出す医者はおらず、出番の少ないクスリになっているから。

## 脳内神経路を知ってクスリの効果を学ぶ

話を戻しましょう。上のイラストをご覧下さい。脳には4

※2…MDMAはセロトニン受容体にも働きかけるので、振る舞いはもう少し複雑であることが分かっている

# 第6講

種類のドーパミン神経路があり、4方向に伸びています。それぞれに動作が異なっており、これを覚えておくと、どのようにクスリの効きが生まれているのか理解ができます。

まず「中脳辺縁系神経路」と「中脳皮質神経路」の2つ。これらは人間が喜びを感じたり、快感を感じる中枢である「腹側被蓋野（A10）」から伸びています。「A10神経系」とも呼ばれており、セックスの時に感じる快感から、挨拶をして気分が良い時の爽やか感まで、生きる意欲を支える神経系です。

次に「黒質線条体経路」と呼ばれるもの。こちらは体のリズムを調節している場所です。例えば、パーキンソン病ではここのドーパミン濃度が低下するので、体が自由に動かなくなったりするわけです。そして「漏斗下垂体神経路」は「黒質（A9）」が筋肉の動きをコントロールするのに対して、ホルモンバランスをコントロールしています。

で、再度イラストを見直してみると、それぞれの神経路は

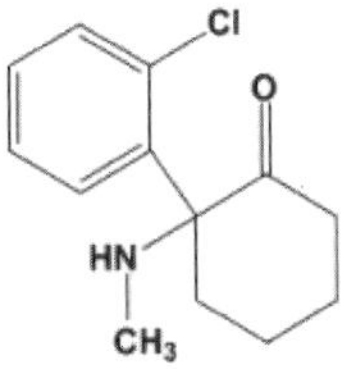


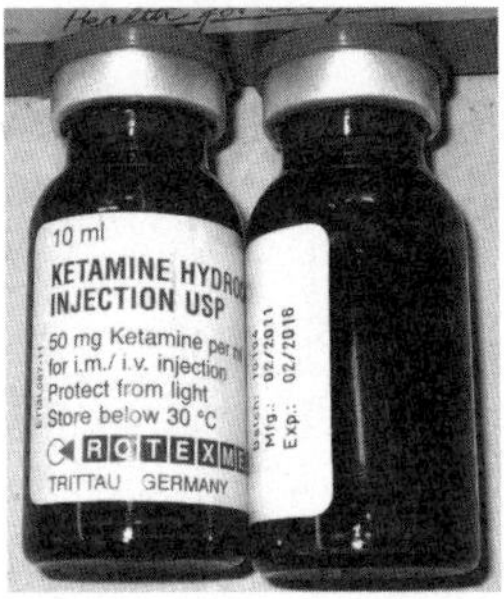


ケタミンは、2007年に麻薬指定されたが、呼吸抑制が無い安全な麻酔薬なので現在も広く使われている。

広がりは大きいものの出発地点が非常に近くなっています。故に副作用としてドーパミン刺激薬はいろいろな問題を起こすのです。例えば、先述したスルピリドはすべての神経路のドーパミンを増やしてしまうので、結果的に漏斗下垂体神経路で母乳分泌のスイッチを入れてしまいます。ですので、スルピリドを服用すると、女性の場合は高確率で母乳が出ます。また、抗パーキンソン病薬は黒質線条体経路のドーパミンを増やすのですが、横のＡ10神経系にも作用し、性感増強の効果を発揮してしまうことがあるわけです。

## 結局のところうつ病にはどんなクスリが最適？

うつ病の診断方法は、診断のみ。これしかありません。つまり、医者の胸先三寸で「診断」が決まってしまうのです。ヤブ医者に当たると、治るものも治らない上に、ヤブかどうかも見分けがつけにくいという、医者選びが難しいジャンルなのです。

# 第6講

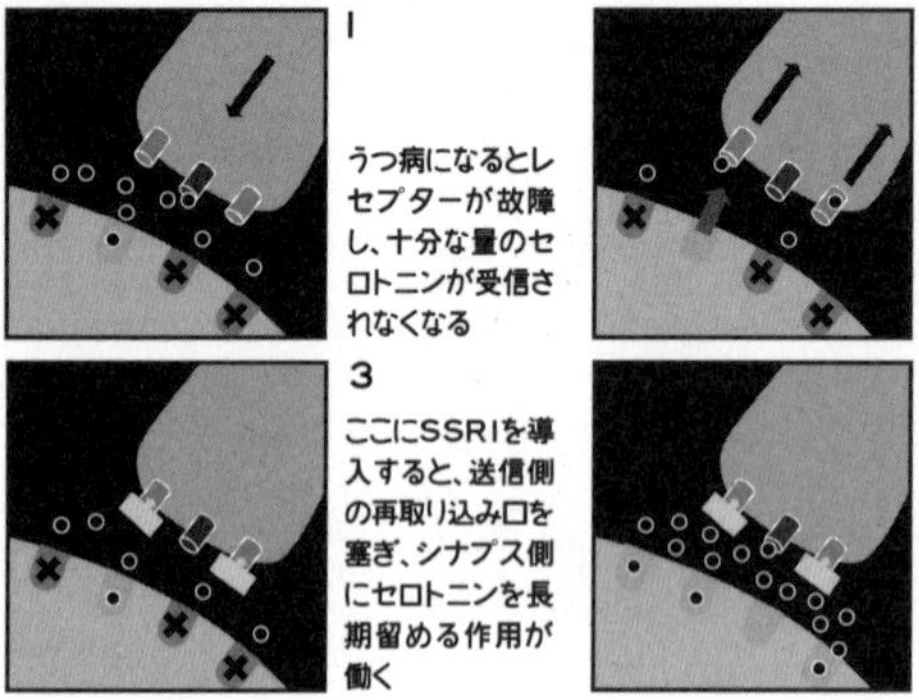
1
うつ病になるとレセプターが故障し、十分な量のセロトニンが受信されなくなる
2
行き場を失ったセロトニンは送信側にある再取り込み口から逆流していく
3
ここにSSRIを導入すると、送信側の再取り込み口を塞ぎ、シナプス側にセロトニンを長期留める作用が働く
4
セロトニンが蓄えられ、受信側の細胞を活性化。信号が再び伝わりやすくなり、うつ病の症状が改善される

抗うつ剤「SSRI」のしくみ

そして、出される処方薬は、いずれもそれなりに効果はあるものの、それなりに副作用もあり、それなりにしか効きません。長い問診時間を耐える精神力がある人は、そもそもうつ病じゃないというマーフィーの法則だったり。

とはいえ、うつ病の治療法は現在のところ投薬による治療しかなく、軽い睡眠薬のような抗不安剤とセロトニンを増やすクスリ「SSRI」や「SNRI」が処方されます。まずはそれらを2週間飲み、問診して効いているかを確認。効果があるようならば増量、効いてなければクスリを変更…という憂鬱な治療方法になります。

先ほど紹介したスルピリドは古いクスリなのですが、新しいドーパミン系刺激薬は出ているのかといいますと、非常に少なく発展途上という感じです。以前は「リタリン」という処方覚醒剤とも言えるクスリが割と頻繁に使われていました。しかし、馬鹿が乱用したり、ウソ診察を受けて転売したりと問題が広がったことから、政府がアホの一つ覚えで現在では

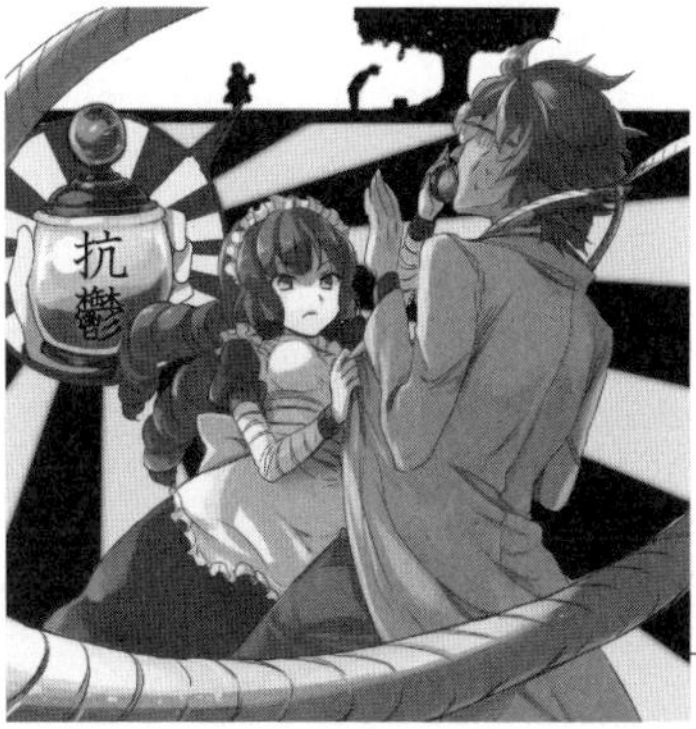


処方を禁止しています。

ですので、ドーパミンを増やす処方薬というのは、ロクなのがないというのが現状です。

結局のところ、うつ病に効くクスリにあまり期待は持てないと落胆してしまいそうですが、クスリを使わなくても、ある程度コントロールできるのがドーパミンのいいところ。軽度のうつ病には転地療法がよく効きます。これは環境がガラっと変わることで、脳が情報を入れようとやっきになってあちこちが活発になるから。その結果うつなんていってらんねー！　となるのです（笑）。

他にも、電気ショックを使ったものや、脳ペースメーカーともいえる装置がアメリカで使用されています。クスリでは、麻酔薬のケタミンが即効性があるということで臨床実験が進んでいます。

# 第7講　頭痛を治すクスリ

## ① ぶっちゃけ中身はどれも同じ

頭痛薬というと、あまりに数が多過ぎて、一体どれを買えばいいのやら…というムダな悩みでさらに頭痛が悪化してしまいますよね。

薬局で売られている薬というのは基本的に原価が非常に低いため儲けが大きいといわれるくらいにはボッタクリな価格設定になっています。実際に値段は処方される保険適用前の価格の数倍はあたりまえです。

それゆえに、薬局なんかのドラッグストアは、クスリでの利益が大きいので、飲み物や食料品や日用品なんかを、コンビニなんかに比べて破格で売ることができるくらい…というカラクリです。

成分はバファリンAに代表される「アスピリン（アセチルサリチル酸）」、タイレノールやエキセドリンに含まれている「アセトアミノフェン」、ＩＶＥに入っている名前そのまま

※1…エテンザミドやアンチピリン、カフェインなども含まれているが、処方薬と比べると誤差の範囲の含有量で、効果はそれほど期待できないので無視

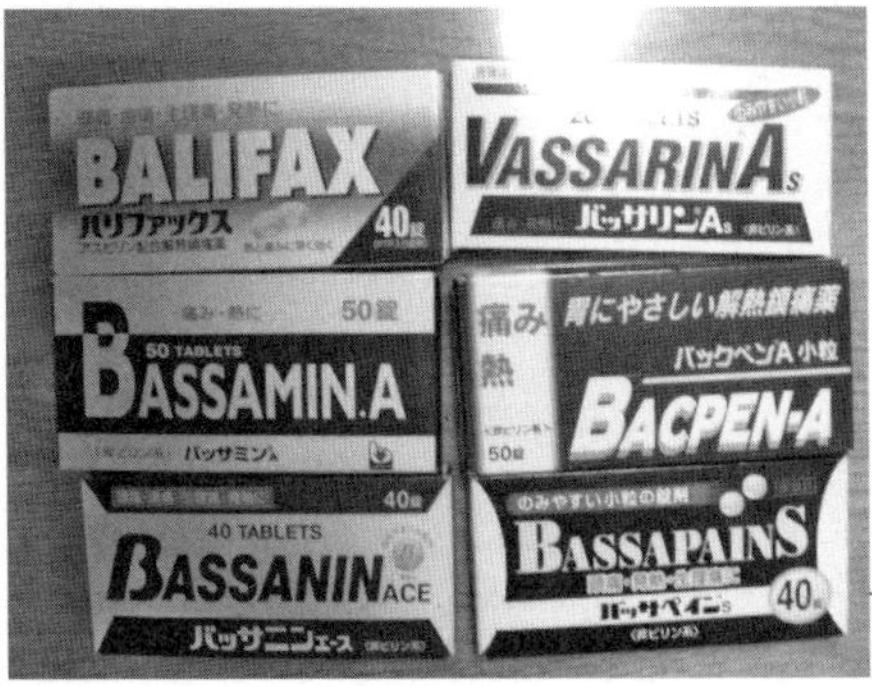


全部バファリンのジェネリック医薬品。中身だけでなくパッケージまで歪みないシンクロ率

「イブプロフェン」、あとはロキソニンSなどに含まれる「ロキソプロフェン」。この4種類がメジャーです（※1）。しかもこの4つでさまざまな頭痛パターンに対応できるのかというと、これが丸っきり駄目なのですね。

アスピリンとイブプロフェン、ロキソプロフェンは、多くの処方鎮痛剤も含まれる、非ステロイド性抗炎症薬の仲間で「ＮＳＡＩＤｓ（※2）」と呼ばれます。無理げなスペルをしていますが、一般的な読み方はエヌセイドやエヌエスエイド（英語の発音ではエンセイド）。アセトアミノフェンは市販薬の中では唯一、ＮＳＡＩＤｓに属さない頭痛薬です。

## っていうかそもそも何で頭が痛くなるのよ？

これは難しい質問です。頭痛にも種類があり、「緊張性頭痛」「偏頭痛」「群発性頭痛」の3種類に大別できるのですが、実はこの内の緊張性頭痛以外の原因は十分に解明されていません。ただし、痛みがあるということから体内のどこかに無理

※2…「Non-Steroidal Anti-Inflammatory Drugs」の略。体内のCOX1～3というプロスタグランジン生産酵素の阻害剤

な圧迫や炎症が起こっており、その痛みのシグナルをさらに増強するプロスタグランジン（※3）という体内物質の働きによるもの、ということは、ぼんやりと分かっています。

そんなんで、ちゃんとした治療ができるのかよ！と不安になった方、ご安心を。正体はぼんやりでも治療薬はハッキリしているので、使う薬を見極めて、それを医師に報告すれば的確な薬が1発で処方してもらえ、QOLが上がり、MPは回復しINTもMINも上がるでしょう（適当）。

## 素人でもできる頭痛の症状判断

「緊張性頭痛」はほとんどが肩こりや眼性疲労とセットで症状が現れます。市販薬を飲んでも1時間以上症状が変わらないのであれば「偏頭痛」ないしは「緊張性＋偏頭痛」と判断してよいでしょう。だいたいイブプロフェンやロキソプロフエンで収まることが多いです。また、周期的に〝ドシャマンガガフローン〟と脳が痛い人は「群発性頭痛」と、非常に荒

※3…プロスタグランジンにはいろいろな種類があり、これはそのうちまとめて紹介する予定

## 頭痛を治すクスリ

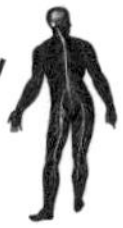

っぽいですがこのように素人判断ができます。

緊張性頭痛は筋肉の緊張により炎症が起こった結果、頭痛になるので、軽い炎症の場合はＮＳＡＩＤｓで対処が可能。ただし、あくまでも痛みをごまかしているだけなので、長期的に服用すると、本格的な炎症になってしまいます。やはり医師に診断を受けたほうが後々になってお得なことが多いです。というのも、医師に診断を受けると、薬局では当然売ってない効果の高いクスリが7割引（保険適用）でもらえるから。

例えば、ベンゾジアゼピン系の非常に緩い薬（薬剤名：リーゼやデパス）と、ＮＳＡＩＤｓの中でもガッツリ効果の高いロキソプロフェンナトリウム（薬剤名：ロキソニン）、強いＮＳＡＩＤｓは胃粘膜を制御する酵素まで阻害してしまうので、胃粘膜保護剤も併せて処方されます。ビタミンＢ群も神経の再生促進のために出るかもしれません。

効果的な服用方法は、ぬるめの風呂に入ってリラックスし

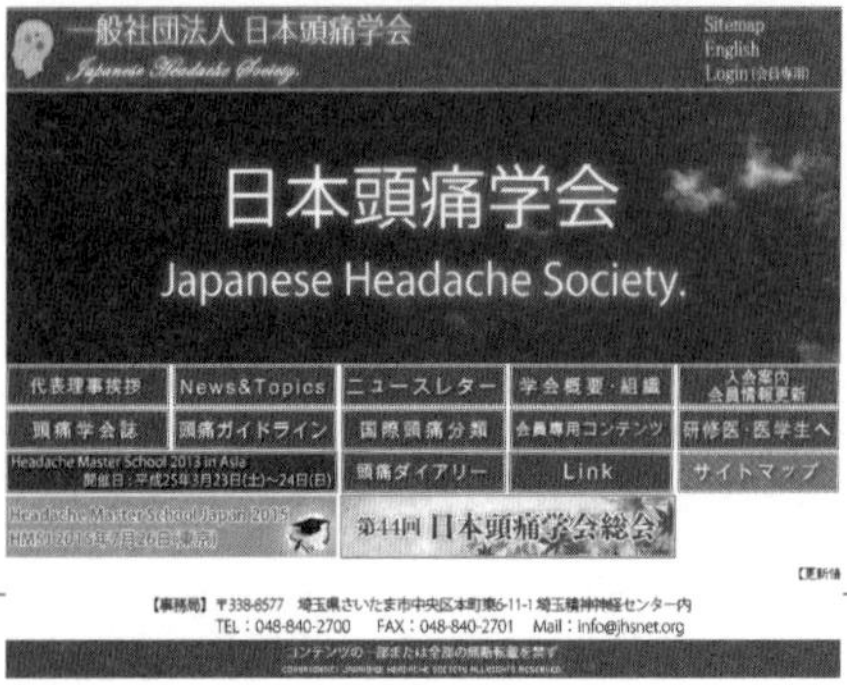


日本頭痛学会のサイトでは、頭痛の専門医がどこにいるか簡単に知ることができる（https://www.jhsnet.org/）。

た後、ストレッチをして薬を飲んで寝る。これを数日行うと、劇的に改善する人が多く見られます。市販薬では、ベンゾジアゼピン系は手に入りませんし、ビタミンB群もすさまじく高価で低容量です。

偏頭痛は普通の頭痛とは別物で、ＮＳＡＩＤｓが効きにくいため専用の治療薬がいくつかあり、大半の症状を抑える薬は処方薬です。偏頭痛の疑いありと内科に行けば神速でいくつか処方してもらえ、効果はてきめんです。群発性頭痛も種類は少ないですが治療薬はあり、一部は専門病院へ紹介してもらわないと、手に入らない場合もあります。まずは内科で診断を受けましょう。

あれだけ棚を埋め尽くす頭痛薬も、フタを開けてみれば微妙な古くさい成分４種類で役不足でぼったくりとくれば病院に行くしかないじゃない！　ということなのです。

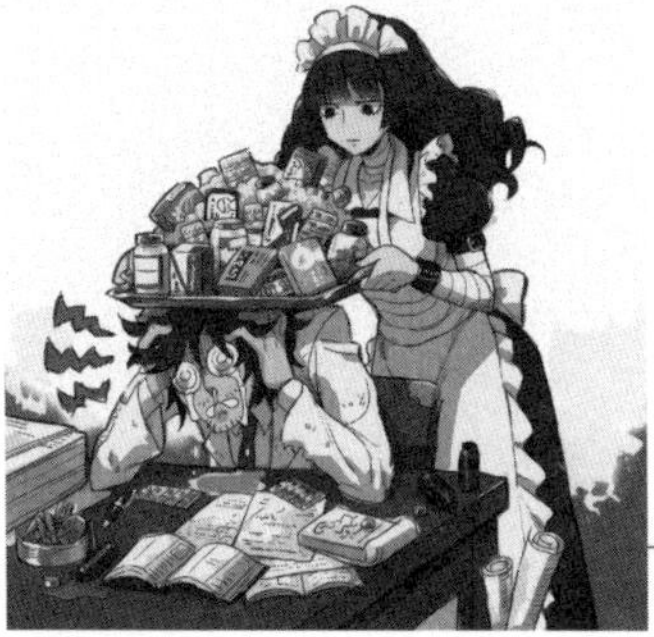

## これ知ってた？　頭痛薬の副作用

　頭痛薬の多くは胃粘膜を荒らします。これはプロスタグランジンの抑制作用が痛みの場所だけでなく、体内の正常な機能に使われている部分にも現れるから。頭痛薬を処方される場合に必ず胃薬とセットで出るのはそのためです。

　また、薬の飲み過ぎも頭痛の元に。「鎮痛剤乱用頭痛」は、頭痛薬を頻繁に飲む緊張性頭痛の人から進化して発病する人が多い、新しい種類の頭痛で問題になっています。

　さらにアセトアミノフェンもＮＳＡＩＤｓも、小さい副作用としてインスリンを増やします。結果、中性脂肪の分解を阻害することになり、頭痛薬を飲み過ぎると肥満化に拍車をかけます。アメリカ人はアスピリンをラムネみたいにバリバリ食ってる人が多いですが、デブが多い原因は案外そういう因果関係があったりするのかもしれません。

# コラム

## 科学リテラシー

こんな怪しい本でこんな話をするのもアレなのですが、最近は現代科学否定ブームなのか「〜するだけで痩せる」「糖質制限しないと死ぬ」「食品添加物は有害、食べ過ぎるとガンになる」といった話題が増えています。それらは声が大きいので目立ってしまいますが、全て鵜呑みにしてはいかんのです。

### 意識の高さが足下の危うさを生む

人間は楽な方に流れる生き物なので、「〜するだけ、他は考えなくてOK」といわれると、そちらの意見を参考にしたくなってしまいます。

しかし、当たり前に考えると、そもそも食べて痩せるとか、摂取カロリーが基礎代謝を下回ってる（レタス以外食べない）、カロリーを奪う（氷を食べる、とはいえシロップがあると余裕で上回るので非現実的）以外は不可能なのは、小学校で習った理科のレベルでおかしいと分かるはずなのです。

これさえ飲めば痩せるとか、本当だったら本気で毒ですし、

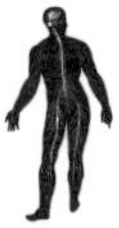

そんな毒は、サプリメント（いわゆる健康食品）には認められるわけもないので、これまた、根本的に考えればあり得ないことなのです。

最近は科学に対してアレルギー的に忌避する人も居ますが、それは現代社会を生きるにおいて、はっきり言って障害になることのほうが多いといえます。

例えば、一見難しそうに見える、ＥＭ菌が放射能消すという怪しい話も、科学の原理原則で根元から考えると、放射能を消す、つまり放射線を出す元素の性質を消すということは、元素自体を変えることに等しいわけです。

$\alpha$線ならちょっとした遮蔽で遮断できますが、それ以外の$\beta$線（電子がすごいスピードで発射されている）や$\gamma$線（光と同じ電磁波）の類いは、菌の力では遮蔽できないものですから、これを遮蔽せずに放射能を無くすということは、元素自体を変えてしまうということで、鉛から金を作ったりするようなものです。元素の変化は、生物がどうこうできる範疇

# コラム

ではないわけです。

とはいえ大半が中学校レベルの理科のリテラシーで判別できるものです。逆に言えばその程度の騙す相手を騙す側も探しているわけなのでカモにならないようにするにはリテラシーをつけるほかないというのはあります。

## 盲検法の有無で見る実験結果

嘘を見抜く1つのコツを紹介します。サプリメントなどの効果を示す実験では盲検法を取り入れていないものが大半です。この盲検法の有無で怪しさを判別できる場合があります。

盲検法とは科学実験論文などで、特に臨床系の実験、つまり、薬効のあるものを被験者に使って、その効き目などを検討するときに必須ともいえる実験手順です。

例えば、頭痛薬Aを実験したい場合、被験者に「これは頭痛薬です」といって飲ませるのと「こちらは何も入っていない偽薬です」と説明して飲ませるのでは、実験結果に心理的

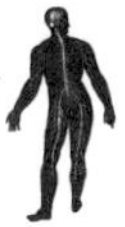

バイアスがかかってしまうというものです。サプリメントの実験などはこの心理的バイアスをうまく利用して、「痛みが和らいだ」などというただの感想を堂々と乗せているクソみたいな論文も結構見かけます。

また、人間は思い込みによる薬効は血中にも影響することもあり、例えば血圧の薬の実験で、対象のグループにただのブドウ糖の塊などの偽薬を与えても、本物の薬を与えたグループ同様に最初は血圧が下がっていくデータなどを見ることができます。この偽薬の効果を商売として利用するのが、インチキサプリなどの大半の手口なわけで、ぶっちゃけ関節痛のとれるクレープとか、血圧の下がるラーメンとかなんでもいいわけです。

話が脱線したので戻します。

そうはいっても、Aグループ、Bグループのどちらに本物の薬を与えたのかを実験者が分かっていることで、測定結果に心理的バイアスがかかることも多々有ります。

# コラム

ゆえに、Aグループ、Bグループに使う薬はどちらが本物なのか分からないように第3者が管理している方が、より科学的に冷静に実験結果を評価できると言えます。これを二重盲検法と言います。さらにその分析者さえ分からないように、第4者を立てて実験することで、三重盲検法を取ることもあります。

英語では「blind trial」や「blind experiment」と表記し、大半のマトモな論文には何重の盲検法をしたのかが書いてあり、逆に無い場合は、「これはクソの可能性」と心に留め置いて読み進めていくわけです。

こうした実験結果以上に問題を複雑化しているのは、医師やなんとか療法士、はたまたどこかの大学教授だとかが紹介していると、それがニセ科学であっても肩書き上は正しく思えてしまうということです。

例えば、一応の医師免許を持っている人間が言い出すとなるとやっかいで、最近話題の「癌は放置したほうが良い、癌

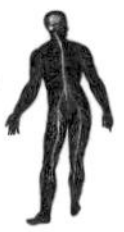

は化学治療も手術も不要」というトンデモ理論。これはたった一人の頭のおかしい老医師が言い出した謎理論で、大半の医師や現役の医療関係者が徹底的に否定してもなお、センセーショナル＋肩書のチカラで、ここまで大きな騒ぎとなっているわけです。

大学教授だろうが医者だろうが人間ですから、頻度の差こそあれ、どこの世界にもバカもアホもいます。肩書きだけで物事を判断するのは、結局のところ思考の放棄に他なりません。

「この呪符を買えば、放射能汚染から助かることができる」を信じる人は少ないですが、「このサプリを飲むだけで痩せます。実験結果がこちら」といわれるとコロっと騙されてしまうこともあるわけです。

幸い、我々の世界は情報化社会で、そんなインチキ情報が山のように入ってくるのと同等に、その反対の意見も山のように出てきます。それらを検索して情報収集することもでき

# コラム

るということを忘れてはいかんのです。

どちらの意見を信じればいいのか？という人が多いと思いますが、いくつか方法が無いわけでもありません。

まず、感情論で話をしている（「ありがとう」という言葉が水をきれいにするなど）ものは怪しいと思うべし。次に、耳に気持ちが良く（がんばらなくてもいいんだよ、ありのままでいいんだよなど）加えて具体性の無い話をしている場合。今まで無害であった話を急に有害だと紹介しているもの。さらには無害なものはこちら…と商品紹介をしていたら、ほぼ間違いなくただの悪質業者の提灯記事であると思って良いわけです。

# カラダの章

# 第8講 アンチエイジングのクスリ

性ホルモン、ＡＧＥ（糖化タンパク質）、フリーラジカル、栄養バランス、酵素濃度などなど…これらの老化因子が「年齢」を体に示していると言われています。それらを何とかすれば若返るのか？　がテーマです。

## ❶ デメリットでか過ぎ？　ヒト成長ホルモン充填

若い人ほど血中の性ホルモンが多く、それは老化とともに減っていきます。じゃあ、性ホルモンを支配している成長ホルモンに若返りの効果があるんじゃね？　というのが、一時期、ハリウッドセレブの間で大流行した「ヒト成長ホルモン」充填によるアンチエイジングの発端。

研究を重ねた結果、遺伝子組み換え技術により、大腸菌などにヒト成長ホルモンを作らせることで大量合成が実現。これをアンチエイジングに使えないかと、米ウィスコンシン大学の研究者は20人あまりの老人を実験体に、ホルモン充填実験を施行したのです。すると、体重は平均で３kg減り、体脂

## アンチエイジングのクスリ

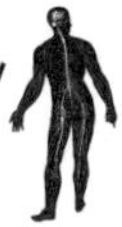

肪率も低下。老化に見られる末梢部の脂肪も少なくなり、体力テストでも著しい効果を見せました。ヒト成長ホルモンは体内に入ると「IGF-1」というホルモンへと変化し、さまざまなホルモンバランスを変化させます。つまり、体に「まだ若いですよ」と錯覚させて、性ホルモンをはじめとしたホルモン類を分泌させ、組織を再活性させるのです。

　この結果を受け、世界中の医者たちは、ヒト成長ホルモンは若返りの特効薬だとばかりにあちこちで乱用したのですが、問題が発生。まずは前立腺ガンの報告、そして乳ガンの増加。老化した体に急激に若いシグナルを入れたことで、副作用というべき発ガンリスクが無視できなくなりました。ですが、発ガンリスクは現状の若返り効果とニアイコール。「発ガン性があるとはいえ確率は低いのだから、積極的に使ったほうがＱＯＬは高まる」という人もいれば、「ガンになったら元も子もない」と使用禁止を訴える人もいて、意見は真っ二つに分かれています。

# 第8講

一時期のブームは去っても、一部の人間が受けていることを鑑みると、それなりに見合った効果はあるようです。ちなみに、月1回の注射で費用は数万〜十数万円。最低でも3か月は行わないと効果は出ません。そして、使わなければ即座に老化が戻ってくるという、老化の根本解決とはほど遠いもので、コスト的にも金持ち御用達といわざるをえません。

では、貧乏人には無理なのかというとそうでもないんです。最近「DEHA（ジヒドロエピアンドロステロン）」というクスリが俄然注目を集めています。DEHAは、ホルモンになる前段階の物質のことで、ホルモン同様に、老化に伴って減少することが分かっています。合成も簡単で、なおかつ経口摂取しても分解されずに吸収されるという性質から、アメリカではサプリメントとして使われています。

国内でも美容外科が、唯一アンチエイジング効果のある薬剤として処方しています。ホルモン剤といっても、プロホルモンなので副作用が少なく、ニキビができたり、食欲が増え

アンチエイジングのクスリ

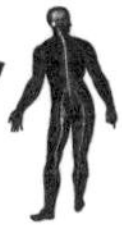

る程度。35歳以上でないとあまり効果はないものの、45歳以上だと、割と効果はテキメン。１日50㎎前後が目安で、寝る前か朝に服用するのがよいといわれています。

## ❻ 血中の糖化を防いでアンチエイジング

若返り効果があるのは、ホルモンだけではありません。血液中には糖化したタンパク質が存在することが分かっており、実際に血液年齢測定は、この糖化タンパク質（ＡＧＥ）の量を計測しています。

１９９０年代に行われた研究で、これらＡＧＥ修飾タンパクが糖尿病性血管合併症、動脈硬化、アルツハイマー病など、多くの疾患病変部に沈着していることが判明。ＡＧＥの蓄積が、その病気の原因なのか、病気になった結果蓄積しているのかはまだ分かっていないのですが、何らかの関連性があるのは確か。つまり、血液の糖化を避ければアンチエイジング可能なんじゃないのー？　ということで研究した結果、超安

アミノグアニジン

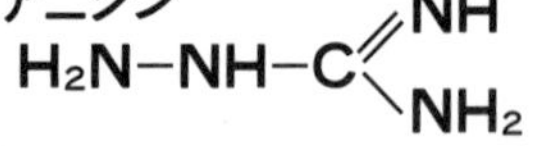

LR-90

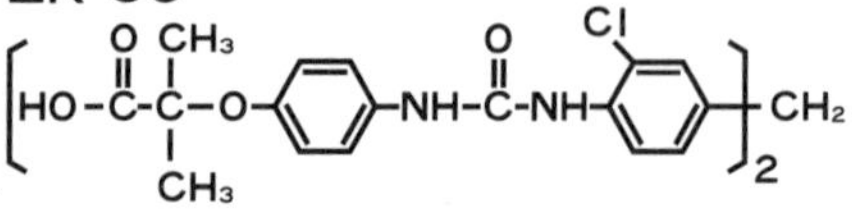

現在ドイツでは、アミノグアニジンと同じように、アンチエイジング効果のある、LR-90を製薬に向けて開発中

価な薬品「アミノグアニジン」を使うことで、血中のＡＧＥを減らし、組織へのＡＧＥ沈着を阻害できたのです。動物実験では、腎症、網膜症、神経障害の進展を阻害することにも成功。加えて、ＬＤＬコレステロールの低下、中性脂肪量の低下、肥満解消もできるとか。

しかし同時に、貧血や肝障害、ビタミンＢ6欠乏症などを引き起こしてしまいます。そのため、アステラス製薬が若返りのクスリとして実用化しようとしましたが、２００４年に断念。しかし現在は、ドイツのメルク社が、LR90というアミノグアニジンの1/20以下の低容量で、同様ないしはそれ以上の効果を上げるものを開発しており、製薬になるかもしれない…という状況です（※）。

## なじむ実になじむぞおぉ!!　若い血でおじいちゃんも元気

ここ最近、これ以上の老化因子は全然見つかる気配がありません。つまり、人間の血液自体を若くすれば若返るんちゃ

※…グアニジンが２つつながったビグアナイド系の薬「メトホルミン」が2016年からアメリカで抗老化薬として臨床試験が始まる

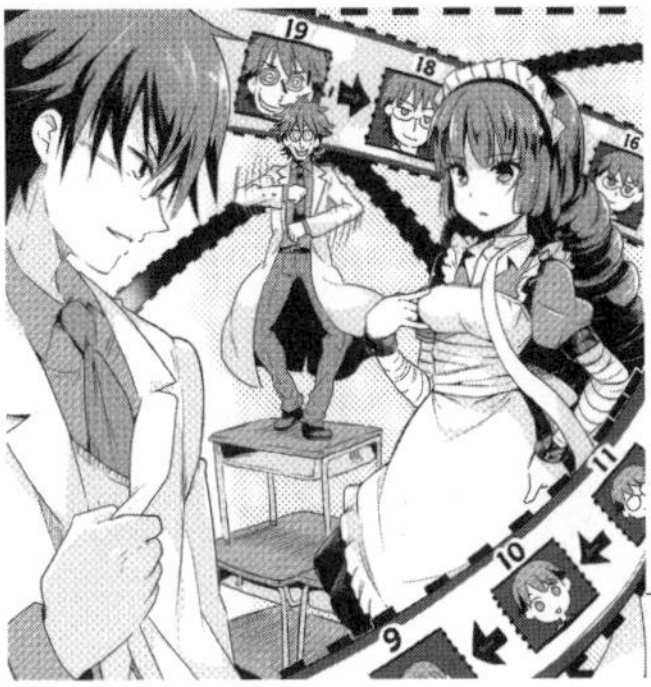


うんけ？　という極めて野蛮で原始的な発想に行き着くのは至極当然です。

しかし、その乱暴な結論は正しかったという恐ろしい結果が出ています。２０１１年米スタンフォード大学で年老いたマウスに、若いマウスの血を交換するという実験が行われました。すると、年老いたマウスの体細胞が活発化し、目に見えて若返ったのです。体内では脳の神経細胞までもが復活を遂げ、行動も活発化。加えて関節炎なども治癒し始めたそう…。一方、老マウスの血液を注入された若いマウスはというと、一気に神経細胞の数が減り、関節炎などを起こし、目に見えて老け込んだとか…。

もちろんこの実験は、あくまで寿命の短いマウスを使ったものなので、即、人間に適用できるとはいえません。しかしこれは当然無視できる実験ではなく、この高齢化社会、近いうちに若い血液に高値がついて取引される世界になるやもしれませんネ。

# 第9講 美肌になるクスリ

## ❶ これぞ表面積の美学！ 美肌とは？ を考察する

まず「美肌とは何なのか？」を定義しなくてはいけません。肌の美しさとは、まず「ムラがないかどうか」。ムラは、しみやそばかす、ニキビ、炎症、肝斑…とさまざまな皮膚疾患です。どれだけ美しい顔立ちの女性でも、顔中が見事なアバタだらけだと魅力を感じられません。それはオスの遺伝子が「これは病気を持っている可能性があるメスだ」と判断する材料として見ているからです。

次に「凹凸のなさ」も重要です。凹凸はニキビ痕や、加齢のしわやたるみによって生じます。しわが老けて見せるのではなく、しわが作り出す凹凸によって若さを判定しているのです。逆に、笑顔の時だけ出てくる笑いじわなどを極端に気にしてボトックスを注入する女性が多くいますが、実のところブキミな顔になっている人もいます。

そして最後に「キメ」。まず、左上の図を見て下さい。若

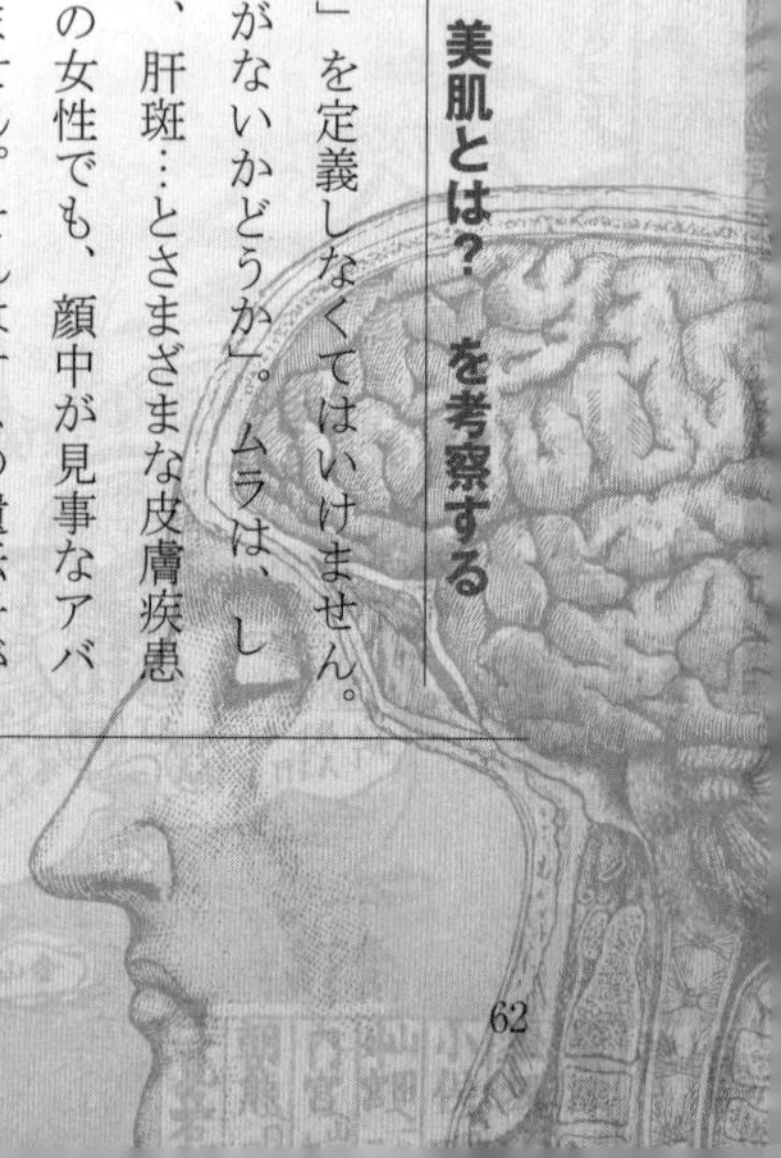

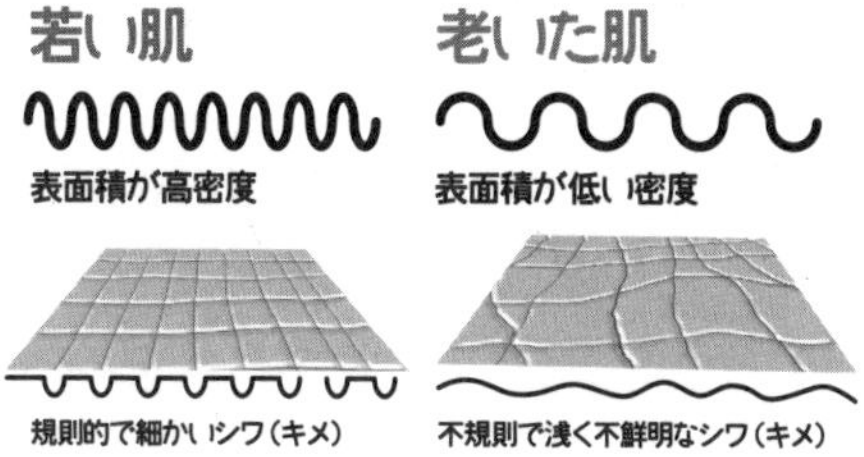


い肌は、格子状の皮膚の凹凸が細かく小さいのが特徴です。細かい凹凸が密集していればいるほど、表面積が高密度になっているということ。つまり、引っ張ってもよく伸びる皮膚であるということです。いわゆる、もち肌というヤツですね。

一方、老化に伴い表面積の密度は失われる傾向にあり、そうすると本来あった表面積が格納できなくなります。これが余った皮膚の正体。老化が原因で顔の皮膚が垂れ下がって伸びたわけではなく、格納しきれなくなって溢れ出た表面積というのが顔のシワやタルミの原因なのです。

老化というのはこんな恐ろしいことを顔の皮膚にしてくれるわけで、故に若くなるのがいかに難しい…と、アレ？　息してない！　ちょっと！　諦めたらそこで試合終了だよ！　というわけで現代医学でどこまで巻き返せるかに迫ってみましょう。

インチキ化粧品を買う前に本書をしっかり読むのです！

# 第9講

## 「永遠の美」を保つためにまずは生活習慣を見直そう

アンチエイジング以前の「美」の5大原則というものがあります。この5つのファクターの順番に美容効果が高くなります。

**1に「運動」**
**2に「食生活（酒タバコ含む）」**
**3に「睡眠」**
**4に「外科処置」**
**5に「内科処置」**

今回紹介するのは、5番目の飲み薬と圏外の塗り薬です。

おいおい、話が違うじゃねーかと怒らないで下さい。残念ながら、塗っただけで若返るクスリなんて存在しません。テレビや雑誌で絶賛されているコスメも嘘。保湿対策をしていない肌に保湿剤をきっちり塗れば、ある程度改善されるのは当たり前です。というか、保湿剤は市販の蒸留水にグリセリ

## 美肌になるクスリ

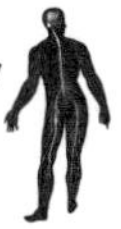

ンを適当に溶いた水で十分。化粧品の値段なんか関係ありませんし、成分によって若返るとかもありえません。

若い肌を得るには、基本生活で健康に気を遣うことが1番。特に運動はすべての若さの基本となります。有酸素運動を定期的にすることで代謝を促進し、末梢に血液が溜まりにくくなります。そして何より筋肉が増えます。肌のキメを維持していた皮膚の下にある秘密こそ筋肉です。筋肉が衰えるとそれだけ皮膚を支える力が衰え、皮膚があふれ出すわけです。

また、ファストフードやコンビニ弁当など低栄養ハイカロリーな食べ物ばかりでは、若さは到底得られません。なぜなら、低栄養だと体の再生に使う素材が足りなくなるからです。ましてや酒やタバコは老化の大きなファクターです。タバコを1日数本吸うだけで1日に必要なビタミンCをはじめ、多くの栄養素が無駄に消費されます。そして末梢の血管をいじめるため、皮膚への血液供給が滞り、代謝異常が起きてモコモコした肌質が出来上がります。

# 第9講

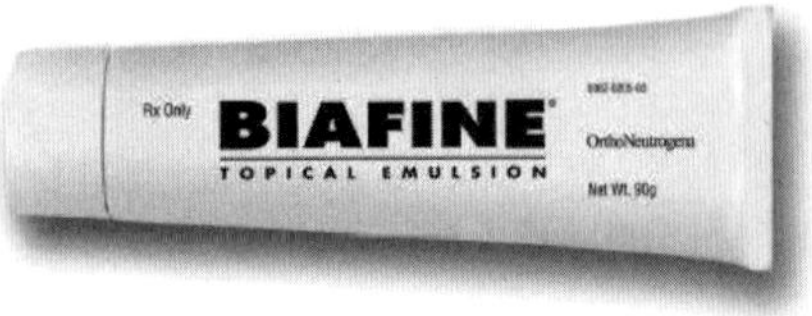


EU圏でよく売れている、サリチル酸トラロミンのクリーム剤。

それから睡眠。皮膚の再生は睡眠時に行われるため、不規則な睡眠や徹夜ばかりの生活リズムでは再生が間に合わず、その結果体をすりつぶすことになります。また若さのマスターホルモンであるヒト成長ホルモンなどのホルモン類も睡眠時に分泌されます。故に快眠なくして美肌はありえないわけです。

## 悲しみの向こうにある光　白人さん愛用の美肌クリーム

さて、絶望の向こう岸に立っている人も多いかと思いますが、さにあらず。この基本的な老化と生活のメカニズムを知った上で、効率的に医学の力でゴリ押しすれば、小さな努力で全力の効果を発揮。まずは、日焼け止めと保湿（P79参照）をした上で、さらなる美容効果がありそうなクスリを見てみましょう。最初は肌の炎症を抑えるクスリです。日焼けやカブレ、食生活でのダメージで出てきた炎症を早めに食い止めれば美肌とはいわずとも、少なくとも劣化を少しでも遠ざけ

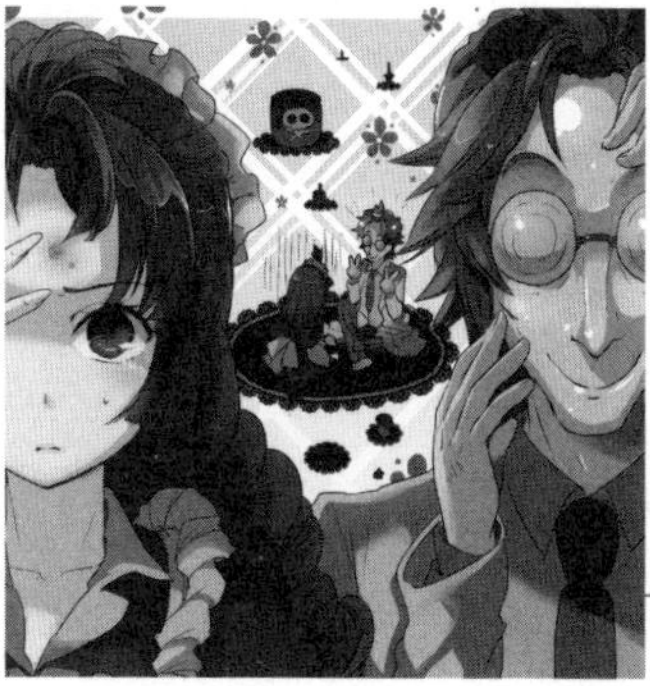

ることができるというもの。
体質にもよるのですが、うっかり日焼けにEU諸国でよく使われているのが、サリチル酸です。サリチル酸は炎症を抑える効果が高いものの、その強い酸性度で普通に塗っては逆に刺激となって悪影響です。そこで、pH調整剤としてトリエタノールアミン（トロラミン）で調整したものがクリーム剤として売られています。うっかり起こした肌のトラブルに塗っておけば、無駄な炎症を起こさず鎮火させることができるので、余計な修繕コストを抑えることが可能です。
さらに、他の美肌塗り薬としては更年期障害向けの結合型エストロゲン配合のクリームを肌に塗る（※）という裏技が知られています。残念ながら効果があるという実験データはないのでなんとも言えませんが、肌のキメが細かくなるなどの効果があるかも!? と言われています。

※…結合型エストロゲンクリームはプレマリンクリームなどとして、膣内に塗って吸収させるクリーム剤として売られており、顔に塗るのは当然保証外の使いみちになります

# 第10講 甘さを感じるクスリ

今回は、甘いクスリのお話です。…別に咳止めシロップとかそういうのではなく、純粋に人工甘味料の話なのでありんす。人間はいかに甘いと感じるのか?

## 幻覚同様に味覚にも受容体が関係する

人間が〝何か〟を感じる時は、受容体が大きく関係していることを、第1講の「幻覚を見るクスリ」でお話しました。受容体とは、何らかの刺激を受け取り、情報として利用できるように変換する仕組みを持った構造のこと。幻覚剤だけでなく甘みにも、それぞれに合った専用の受容体があるのですね。甘みを含めた味覚の分野は、外界の物質が直接体の受容体と反応します。これは非常に珍しい現象とされており、そのすべてはいまだ解明されておらず…といったところです。

## 甘み＝栄養がある＝おいしい　脳は糖分を欲している!!

現在、味覚には「甘み」「苦味」「塩味」「酸味」「うま味」の、

## 甘さを感じるクスリ

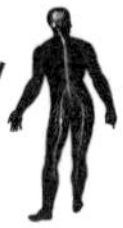

5つがあるとされています。余談ですが、その他にも「カルシウムの味（牛乳などで感じる）」や「油味（トロやチョコレートのうま味）」「冷味（ミントやハッカ）」「辛み（カプサイシン、唐辛子）」「金属味」さらには「のど越し味」もあるのでは？　といわれています。

さて、5大味覚の1つである「甘み」という感覚は人間にとって「栄養がある」のシグナルだということをご存じですか？　脳はブドウ糖を栄養素とする臓器（摂取する内の2割近い糖分を脳が使っている）なので、砂糖を本能的に「おいしいものである」と捉えるようにできています。逆に、猫のように砂糖を直接必要としていない肉食性動物の場合、糖分は必須ではないので、猫の甘み受容体は非常に退化しており、ほとんど感じないようです。

そのようなことから、味覚の中で最も研究が進んでいるのが「甘み」であり、ビジネスチャンスの大きい世界でもあるのです。低コストでカロリーゼロ、そして砂糖の甘みにでき

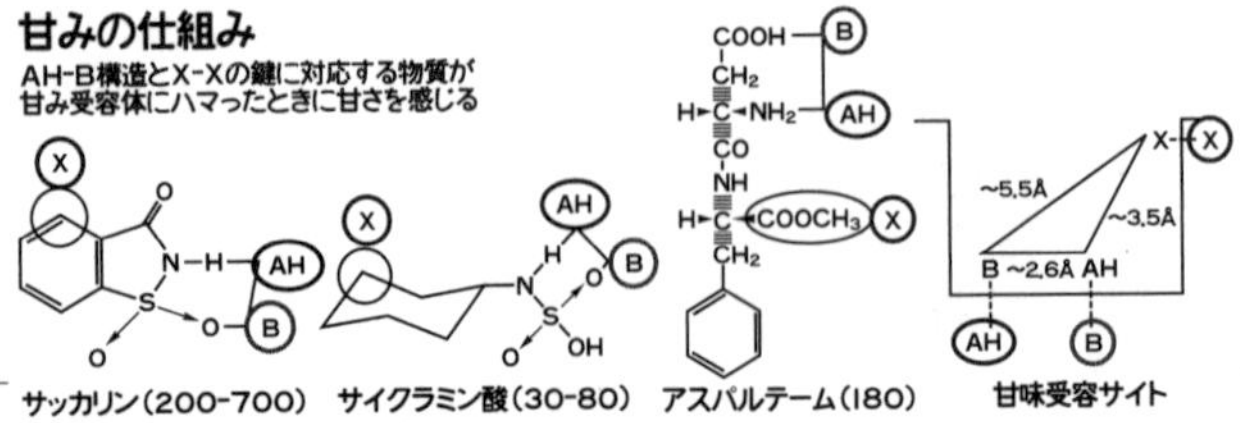


るだけ近いものを開発すればするほど、巨万の富を手に入れることができるのです。今やカロリーゼロ甘味料市場は巨額のマネーが蠢く世界、その世界で手っ取り早く覇権を握るものこそ人工甘味料なのです。

## 立体構造の受容体　超複雑なその仕組みは？

甘みを感じる仕組みは、甘み受容体の形と、そこにピッタリはまる化合物との立体構造によって決まります。上の図版のように、受容体と化合物には共通の立体的な出っ張りがあり、そこがジャストにひっかかれば、甘さを感じられるのです。

これらの基本原則を守りつつ、甘み受容体の立体構造以外の部品が他の味の受容体に入ることで、金属味や苦味、違和感を覚える味を作り出しています。甘みでないのなら失敗、砂糖の甘さとしてのみ働くのが正解の分子設計には、かなりの精密さが必要で、これを攻略するのは困難を極めるでしょ

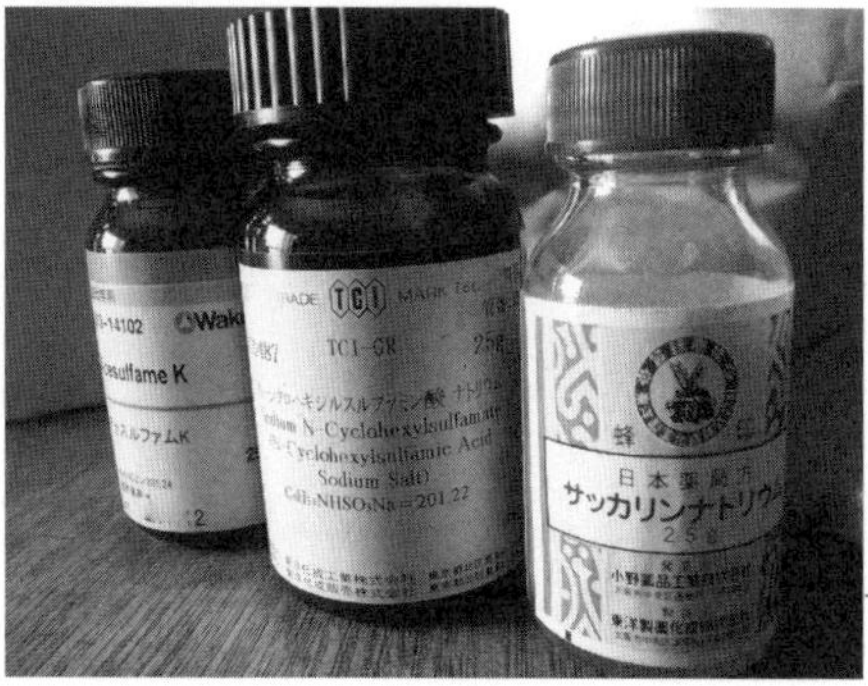


大半が試薬以外の別の購入方法があるため入手は容易

う。この分野で化学者としてアプローチする場合、かなりの腕前が必要になり、立体的な構造把握もできないといけないという、過酷なものになります。

## 誰でも簡単に入手可能！　人工甘味料で遊ぼう

人工甘味料は、それぞれが独特の甘さを持ち、食品添加物の中でもかなり簡単に入手できます。スーパーに行けば、アスパルテームなどの甘味料は購入できますし、ネットを使えば砂糖の６００倍の甘さを手に入れることだって可能です。ここからはそんな甘味料をご紹介していきます。

### ●サイクラミン酸ナトリウム

別名、チクロ。かつては発がん性があるということで使用禁止になった忌まわしい過去を持つ人工甘味料。近年の研究で、それは嘘だったことが判明しているが、1度付いた泥はぬぐえず復帰は不可能に。入手は難しいが合成がさほど難しくない物質なので、教材として使うには面白い。

# 第10講

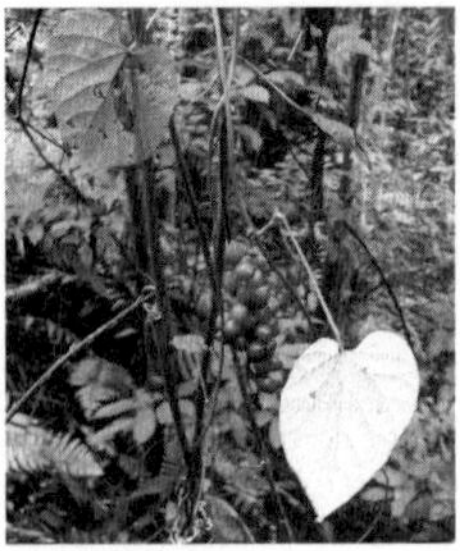

史上最強の甘み（砂糖の7000倍）を含む「Dioscoreophyllum cumminsii」

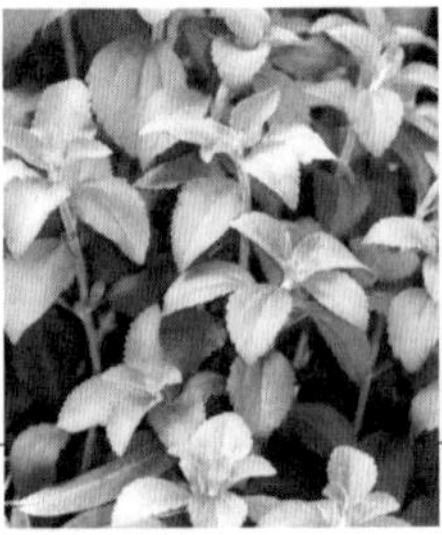

自然由来の甘味料として一時期もてはやされた「ステビア」。砂糖の200倍近い甘みを持つ

**●アセスルファムK**

『某コーラNEX』がおいしい理由がコイツ。数ある人工甘味料の中でも、ニューフェイス。チクロに近い甘みがあり、チクロより少量の使用で済むため、空席だった自然な甘みでカロリーゼロであるチクロの王座を奪い取った。アメリカの通販サイトで10倍に薄めたものが比較的安く購入できる。

**●ステビア**

ケーキ材料専門店や、ネットでも購入可能。非常に甘みが強く、その独特の甘みは砂糖を超えるともいわれている。カロリーをゼロに抑える以外にも使い道があり、特に果汁との相性がよいため、グレープフルーツジュースに溶かすと、絶品の味わいが楽しめるのだ（※）。

**●スクラロース**

アメリカの通販サイトで入手可能。砂糖の６００倍という劇的な甘さを持つため、うっかりこぼしたり、部屋で粉塵が舞うと、部屋中のモノがすべて甘くなるほど破壊的な甘みを持

※…ステビアは庭で栽培も簡単で、春先になると苗木が売られている。生の葉も凄まじい甘味があり、それをハーブティーに入れると非常に美味しい

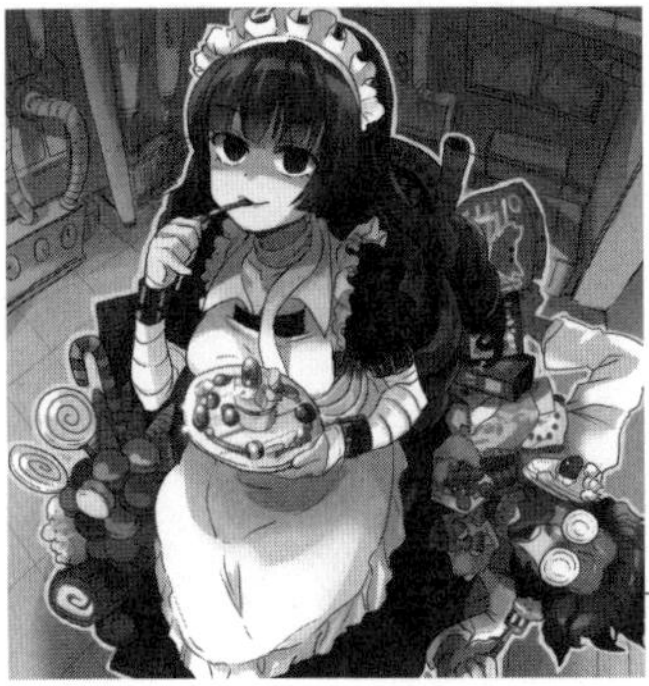

っている。しかし、薄めて使えば最も砂糖に近い甘さになり、カロリーもゼロ。おまけに熱にも強いと現在最強の甘味料といわれている。

## 人工甘味料は糖尿病になる？

２０１４年、ネイチャーにII型糖尿病と人工甘味料が関連性あり！　というような論文が掲載され、「やっぱり人工甘味料は体に悪い！」という記事がネットを中心に出回りました。人工甘味料は血糖値を戻す能力が低下する…つまりは糖尿病の引き金になる！　という主張です。しかし、その内容は動物実験での範囲で、しかもその悪影響らしきものが確認されたのは、現在は甘味料の主流とはいえないサッカリン。現在主流の甘味料（スクラロースやアセスルファムＫ）では確認されていないことなどから先走りすぎの内容です。

有名論文で発表されたからといって、事実がねじ曲がって伝わることもあるということです。

第11講

# 加齢臭を消すクスリ

加齢臭とはその名の通り、年齢に伴い、体臭の構成成分として、加齢臭成分が増えてくることで生じるもので、そのメカニズムは皮脂の成分である脂肪が酸化分解されて2-ノネナールなどの化合物が生じ、加齢を感じさせるニオイを生み出しているとされています。現在では加齢臭といえば2-ノネナールといわれています。しかし、そんなに簡単なものじゃないんですコレが。そんな単純な説明で済むようなら、もう今回はここで終わってしまいます（笑）。

そもそも、ニオイというのは、濃度とバランスが重要なのです。例えば、キンモクセイの香りとウンコの臭さは、同一の「スカトール」というインドール系の物質によるものですが、キンモクセイとウンコは、天国と地獄くらいの差がありますよね。同様に、2-ノネナールは、ビールやソバ、キュウリの芳香成分でもあります。つまり「2-ノネナール＝加齢臭」という、単純な話じゃないんです。

また最近は、加齢臭の原因は、2-ノネナールだけでなく、

図－体臭の仕組み

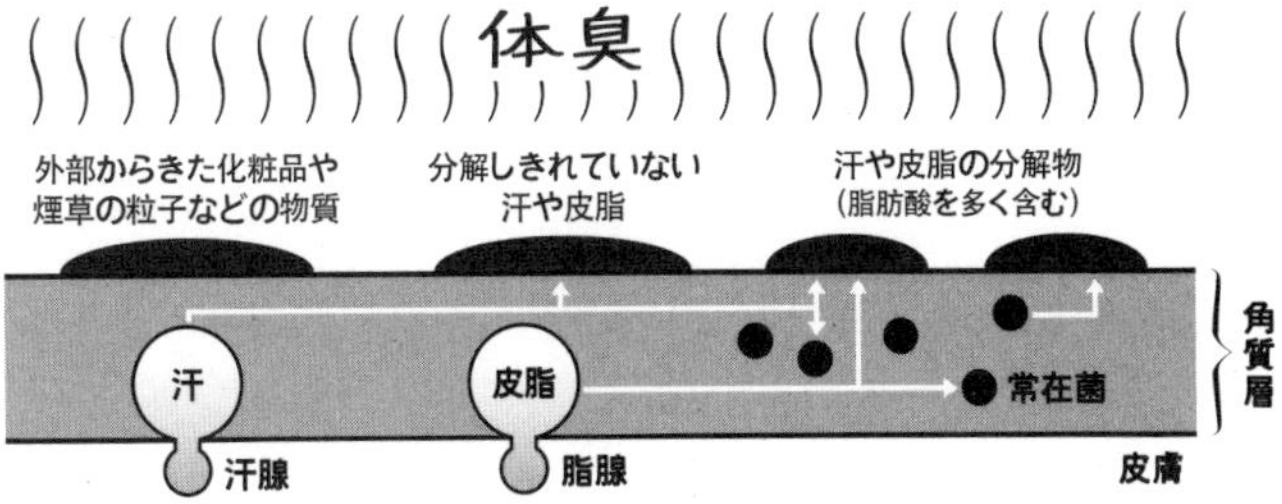


さまざまな要因が重なってできるのが体臭であることに注目。さらに熱や光、温度といったものによって常在菌の働きも変わり、分解物も変わっていく

多種多様な皮脂の分解物である「脂肪酸の配合」がさまざまな年齢層に、ある程度存在することが分かってきています。

とはいえ、体臭は口臭以上に自分で知覚できないだけに、「いつの間にかおじいちゃん臭に…」というのは、あまりに悲し過ぎます。気づいた時にはもう手遅れ状態にならないためにも、しっかりとした知識を身に付けて、早いうちから対策をしておきましょうってことなんです。

## ❶ 体臭とはなんぞ？　分解物がポイント

さて、いつも通り、まずは基本のそもそもを諭して、体臭とは何なのかを復習しておきます。

まず、上図を見て下さい。体臭の構成因子は山のようにあることがわかるでしょう。この図はあくまで簡略化されたものですが、おおまかにいうと、「内から出たモノ」と「それを分解してできたモノ」、さらに「外から付け加えたモノ」という3つが合わさって、体臭を構成しています。

# 第11講

今回のテーマ、加齢臭では、この「分解物」が原因ということになっているので詳しく見てみましょう。

加齢臭の主犯といわれていた2-ノネナールは、いくつかの脂肪酸の分解で生じることが分かっています。2-ノネナールが生み出される材料の1つとして、「9-ヘキサデセン酸」という成分があります。これはどこからくるかというと、皮脂。主成分はグリセリン脂肪酸エステルで、要するに油ってこと。何十種類もあるグリセリン脂肪酸エステルが分泌され、それらの臭いや分解物の臭いから「体臭」というものが指紋のように個々に形成されています。だから、イヌなどは人間のニオイを「嗅ぎ分け」ることができるんですね。

皮脂は全身の皮膚にある皮脂腺と呼ばれる専用の穴から常に排出されており、それを角質層が吸収。吸収した皮脂は、常在菌の栄養となり、スクスク育っていきます。その課程で、皮脂の分解物として脂肪酸になり、脂肪酸の多くは独特の芳香を持つようになります。病気になると、この分泌成分が変

2-ノネナールの変化

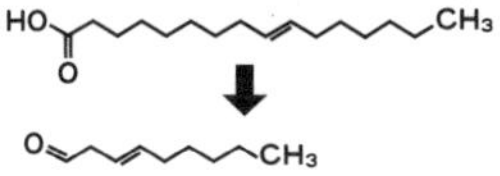


体臭の配合一例

ステアリン酸（C18FA）
オレイン酸（C18f1FA）
パルミチン酸（C16FA）
パルミトレイン酸（C16f1FA）
ミリスチン酸（C14FA）
ラウリン酸（C12FA）
カプリン酸（C10FA）
ペラルゴン酸（C9FA）
カプリル酸（C8FA）
カプロン酸（C6FA）
吉草酸（C5FA）
イソ吉草酸（isoC5FA）
酪酸（C4FA）

左：9-ヘキサデセン酸が紫外線や常在菌など分解を受けて、2-ノネナールに変わる
右：この配合だと頭皮のニオイになる。数値は質量比

わるため、体臭も変化することが分かっています。最近は癌の臭いがあるらしく、それを特定した癌チェッカーなるものの開発も進められているようです。

ちなみに、皮脂の分泌が盛んになるのは、男女ともに10代半ばの思春期。そのため、若さからくる加齢臭ならぬ、〝若齢臭〟というものもあります。それは、第33講で紹介する「女の子のニオイ」につながるわけです（笑）。

## 加齢臭対策は外と内から攻める

では、出てしまった加齢臭を消す方法はないのでしょうか？

まず、加齢臭対策で最も話題になっているのが「柿渋石けん」。柿渋に含まれる柿渋ポリフェノールは、さまざまな悪臭分子を抱き込んで無臭化する働きがあるため、非常に強力に効きます。

そして、近年はオイゲノールやベンジルアルコール、フェ

# 第11講

ニルエチルアルコールなどの芳香剤に多く含まれる成分が、常在菌に働きかけ、悪臭を感じさせる脂肪酸への変化を減らすことが一部の研究で分かっています。元々、オイゲノールなどを多く含むクローブ、ピメント、ローリエなどのハーブセッケンが体臭をマイルドに保つことが知られていることからも説得力が感じられます。

また、体から分泌される脂肪酸自体を若くすることも大切で、特に40～50代の時期を肥満体で過ごすと、老後の加齢臭がひどくなる傾向があります。ＢＭＩ指数で肥満を示している人は、健康的な食事によるダイエットを行いましょう。内側からの加齢臭対策となります。

ちなみに、柿渋石けんは買うと1つ８００円近いものばかりで非常に高価なのがネック。そんな時は、自作しちゃいましょう！　１００均ショップで買った鍋（調理以外に使うもの）で石けんをゆっくり加熱して溶かします。そこに、ネット通販で売られているボトル入の柿渋を全体の５％以下程度

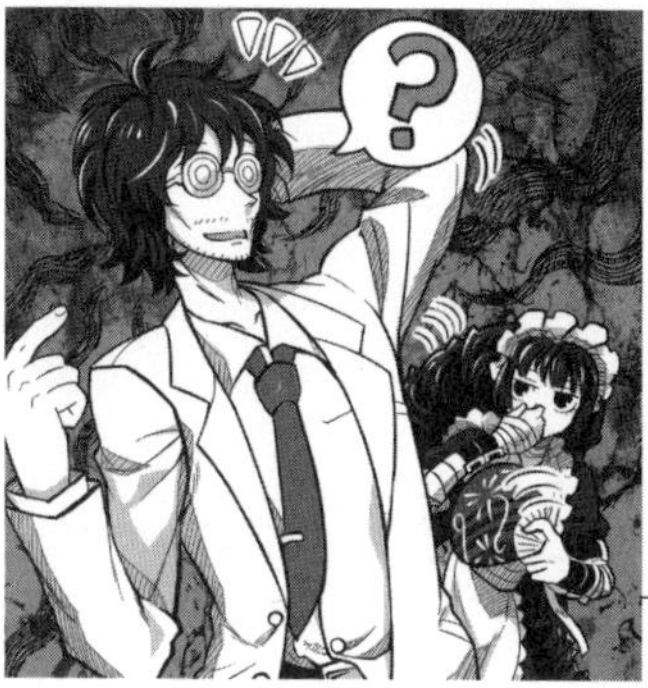


入れたら、あとは型に入れて冷ますだけ。これで市販品に劣らない、柿渋石けんが出来上がります。

ちなみに、柿渋自体をボトルに入れて、風呂場に置いて使うのもアリではあるのですが、2～3週間に1回は入れ替えないといけないので面倒です。加齢臭が気になる方は、自作石けんをお試し下さい。

最後に体臭を抑える自作化粧水の作り方を。薬局に売られている精製水500mlに以下の物を加えます。

グリセリン30～50mlを小さな清潔な容器にとりわけ、ヒアルロン酸を耳かき2、3杯加え、ユーカリオイルを20～30滴加えよくかき混ぜます。ヒアルロン酸は溶けにくいので完全に溶けなくても問題ありません。それを500mlの精製水を少し捨てて、その開いた分に加えてよく振り混ぜます。保管は冷蔵庫で行い10時間くらいでヒアルロン酸が溶けきるのでよく振って完成。夏場は2週間くらい、冬場は1ヶ月をめどに作り直しましょう。

# 第12講 花粉症のクスリ

## くしゃみ・鼻水・頭痛etc 花粉症ってどんな仕組み？

花粉症は、鼻や目の粘膜に花粉の粒子が付着することで、普段は大人しくしているはずの脂肪細胞（マスト細胞）が「体に異物が侵入した！」と脳に知らせることから始まります。その時に細胞内の「ヒスタミン」と呼ばれる物質を放出するのですが、このヒスタミンは、血管からの液体流出や血管拡張作用を持っています。ヒスタミンが放出されると、鼻粘膜は赤く腫れ上がり（鼻づまり）、粘液を大量分泌（鼻水）。自由神経終末をことごとく刺激するので、痒み信号となって脳が炎症を抑えるために、免疫系を活発化させるように働きます。見えない敵と免疫系が無用なバトルをし続けることで、猛烈に不愉快な作用が起こるのです。

つまり、花粉自体が直接悪さをしているわけではなく、無害な異物を有害なものと認識し、過剰にファビョってしまうというわけ。花粉症のクスリは、このアホチンになってしま

花粉症のクスリ

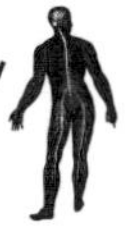

った免疫系が過剰反応しないように、押さえ込むためのものなのです。

## 花粉症のクスリは体内で何をしているの？

花粉症のクスリに使われている成分が「抗ヒスタミン薬」。ヒスタミンは先述した通り、花粉症を引き起こす原因となる物質です。抗ヒスタミン薬は、第１世代と第２世代に分けられており（第２世代をさらに二分しようという話も）、市販薬のほとんどに、第１世代の抗ヒスタミン薬が使われています。その代表的な副作用が「眠気」。

抗ヒスタミン薬は、ヒスタミンＨ１受容体にヒスタミンより先回りして封鎖します。これは、体がヒスタミン刺激を受けさせていないフリをさせるためです。しかし、脳内のヒスタミンＨ１受容体がブロックされると、起きているスイッチがオフになって眠気が出てしまうわけです。

故に、体では花粉症の作用を低減させるものの、脳内では休息スイッチまで入ってしまい、眠気が発動。風邪薬であればこういった休息スイッチは悪くないのですが、鼻炎ごときで寝るわけにはいきません。完全に好ましくない「副作用」となってしまうのです。

## 第2世代が時代を作る!　体質に合ったクスリを

話は逸れちゃいましたが、この眠気という副作用をどうにかするためには、体にまんべんなく効いて、脳内に届きにくくするしかありません。幸い、脳には脳関門といって、脳と体の間に水溶性のモノをあまり通さないようにするシステムがあります。この脳関門を通りにくいようにしつつ、体にくまなく効くクスリとして開発されたのが、第2世代抗ヒスタミン薬。通称、抗アレルギー薬です。

第2世代抗ヒスタミン薬は、現在主流の花粉症クスリですが、残念ながら薬局薬は、ほぼすべてが副作用が強い第1世代。第2世代で唯一、ケトチフェンが「ザジテン」という名

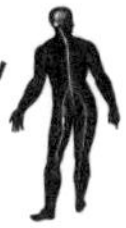

前でスイッチ薬局薬として売られています。ただし、話にならない弱さ。第2世代の初期に作られたクスリなので、眠気の副作用もあり、正直微妙まくりな性能です。

一方、処方薬としては「ロタラジン（クラリチン）」「ベポタスチルベシル酸（タリオン）」「セチリジン（アレロック）」「フェキソフェナジン（アレグラ）」「レボセチリギン（ザイザル）」などが挙げられます。これら第2世代のクスリは、体質に大きく左右されるようで、ピッタリ合うクスリが見つかればハッピーです。自分の体質に合うクスリなら、花粉が飛び交っている中でも平常運転が可能。花粉症を忘れられます。

## ❹ 最強の鼻薬をゲット　もう花粉症は怖くない

ヒスタミンH1受容体をブロックする、抗ヒスタミン薬を飲めば症状は治まりますが、完全な消火には至りません。どうしても鼻粘膜は腫れて膨らみ、鼻づまりが生まれてしまい

# 第12講

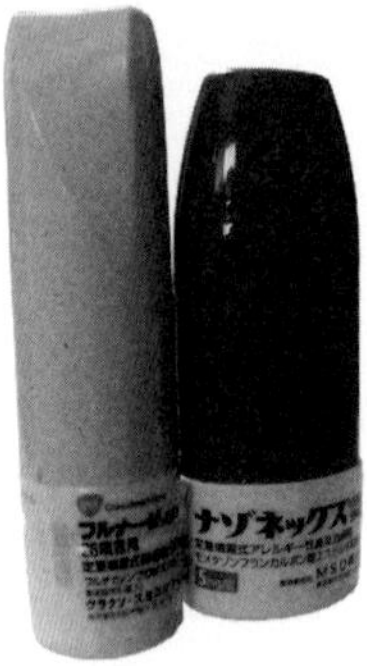


最強ステロイド系鼻薬。耳鼻科で処方してもらおう

ます。そこで、1日1、2回程度でガッツリ効く鼻薬を併用すると、劇的に症状を押さえ込めます。最近の耳鼻科でのトレンド処方は、第2世代の「抗ヒスタミン剤＋ステロイド系鼻炎薬」のダブル処方。

鼻の粘膜は1度激しい炎症を起こしてしまうと、回復までに1週間近く引っ張ってしまいますが、軽い症状が出た段階で押さえ込めば、悪化を防げます。故に、ステロイドという強力な消炎症剤をキメ打ちしようという発想です。

体質によっては使えない場合もありますが、ほとんどの人に処方してくれるので、耳鼻科で「ステロイド系鼻薬も処方してくれ」といえば、出してもらえます。大体が「フルチカゾン（フルナーゼ）」が処方されますが、最近では「モメタゾン（ナゾネックス）」と呼ばれる、より強力なものも処方可能になっています。

どうしても病院に行きたくない人は、各国で薬局薬になっている「ロタラジン」。購入が簡単なので、個人輸入で仕入

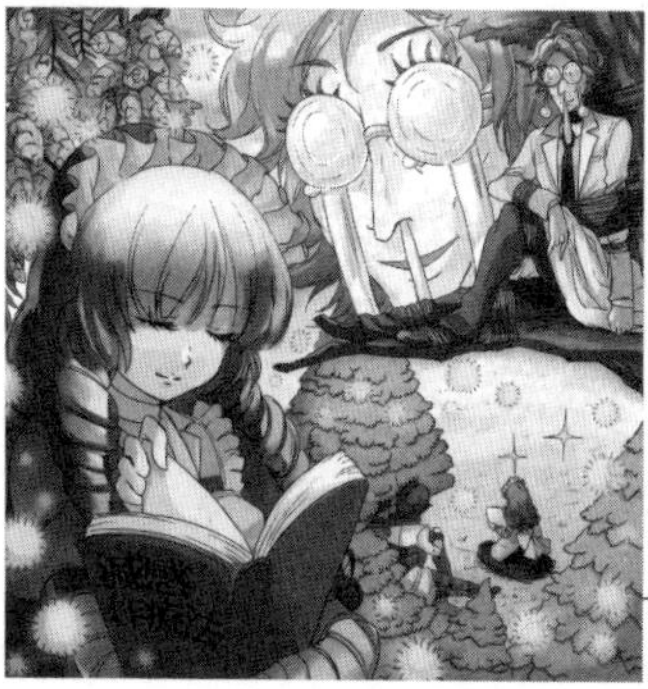

れることができます。しかも、日本で処方を受けるより安い値段で買えるので、一考の価値はあるかも。ついでに「フルチカゾン」の鼻炎スプレーも同様に輸入できるのですが、こちらは1度病院で処方してもらった方が安上がりで安全です。

ちなみに、市販の点鼻薬はその場しのぎの成分で、飲みクスリよりも進歩が遅れています。しかも、使い続けると鼻薬なのに鼻炎を起こすという「市販点鼻薬性鼻炎」になってしまいます。使えば使うほどダメージを食らうので、絶対に市販の鼻薬だけは買わないでおきましょう。どうしても必要なら「ベクロメタゾン」などのステロイドタイプを1日3回以内の使用に止めます。鼻薬を2、3時間おきに使わないと鼻が通らない人は既に手遅れです。市販点鼻薬性鼻炎が悪化の限りを尽くしていると考えられるので、耳鼻科に直行しましよう。

花粉症の薬は耳鼻科でしかもらえないと思いがちだが、内科も守備範囲なのでわざわざ混雑シーズンに耳鼻科に行かなくても、空いている内科病院を探すと良いです

# 第13講

# 「傷薬」はてさて何をどうすれば？

## 出血の有無で変わる創と傷のケガの種類

ケガやキズは医学的には「創傷（そうしょう）」と呼び、創傷もでき方によってタイプが変わってきます。まずは、日常生活で一般的に負うことの多いケガの分類です。キズ＝創傷なのですが、「創（そう）」は出血を伴うもの、「傷（しょう）」は表面的な小さい創はあっても本質部分は体内で内出血や組織異常が起きてしまった状態を指します。血が出るものは創、出ないものは傷と覚えておきましょう。

例えば、青あざのできる打ち身は「打撲傷」となり、打撲で組織がぐちゃっと潰れて皮膚が破けていた場合は「打撲創」になるわけです。凍傷と熱傷も同様に、ダメージの本質は組織異常なので、出血ではないので傷なわけです。その他にも、さまざまなケガとその名称が存在します。

**切創（せっそう）**

いわゆる切りキズのことで、鋭利な刃物で付けられたキズほ

## 「傷薬」はてさて何をどうすれば？

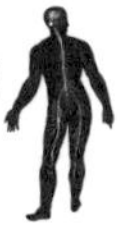

ど治りが早い。

**刺創（しそう）**

こちらも日常生活で起きやすいケガの1つで、ひと目ではケガの度合いが分かりにくく、刺さった場所や、刺さったものの汚染度などによって治療法が大きく変わってくる。

**擦過創（さっかそう）**

いわゆるすりキズ。擦れたことで組織異常も併発するので、擦過傷と呼ぶこともある。擦れてできたケガに関しては、明白な創・傷の線引きはない。

**熱傷（ねっしょう）**

一般生活で凍傷は滅多にはないが、ヤケド（熱傷）はよくあるもの。治療法は似ているが、学会ごとに流派がある（笑）。

### 薬局で何を買っておけばいいのか？

現在、ケガの治療法は、できるだけ「乾燥させない」という点では、どこの流派も同じ見解です。薬局にもケガを乾燥

# 第13講

させずに治療する「湿潤療法」に対応した絆創膏が売られています。しかし、湿潤にする前に、水道水の洗浄以外の衛生処理は必要ないだの、ポピヨンヨードで殺菌が必須だの、抗生剤でドブ漬けにしておかないとダメだの、学会によっててんでバラバラです。

　とりあえず、オキシドールで傷めつけて、さらにガーゼやガーゼ付き絆創膏で浸出液を吸わせ続けるというのは、痛みが増える上に傷跡が残りやすいということから、現在はほぼ使われません。

　ガーゼも絆創膏もダメといわれると、一体どうしたらいいのでしょうか？　カッターで手をちょっと切ったくらいで病院に行くまでもないわけで、その辺りを自分で治す基本的な治療方法をまとめておきます。

　キズの治療はまずは止血。例えば手を切った場合、心臓より高いところに負荷がかからないように置いて、血圧を上げないようにします。慌てず深呼吸すると意外と効果的です。

## 「傷薬」はてさて何をどうすれば？

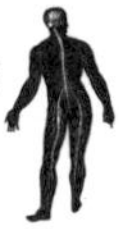

それでも血が止まらない場合は、それぞれの組織の末端の心臓側（体に近い方）を圧迫し、止血します。止血は紐で縛るなどすると効率的ですが、今度は組織修復に必要なエネルギーも滞るので、数分ごとに30秒から1分程度ゆるめて血流を確保します。それでもダバダバ血が出るようなら救急車なわけですが（笑）。

　血がある程度止まったら、傷口の消毒です。まずはよく流水で洗ってゴミを取り除きます。木片や砂などが入り込んでいると、治りが遅くなるどころか、最悪体内に残留したりするので、可能な限りピンセットなどで除去しましょう。

　傷口がきれいになったら、あとは乾燥させないようにするだけです。抗生剤を塗った絆創膏で傷口を抗菌剤漬けにしてしまうもよし、湿潤療法に特化した絆創膏（キズパワーパッドなどが有名）を使うもよし。…ですが、ぶっちゃけガムテープでもサランラップでもアロンアルファでも、乾燥させずに外界とこすれないようにすれば、何でも構いません。

# 第13講

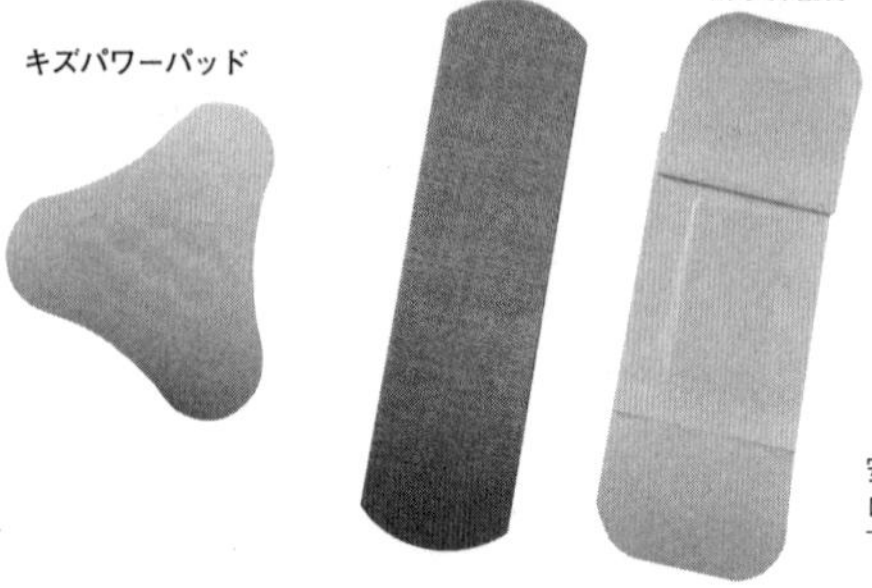


安価で長持ちするマーキュロバンがおすすめだ

なので、自分は山などに行く際は救急箱に消毒薬と小さいサランラップを入れています。これで水が周りになくても最低限の応急処置が可能になるだけでなく、最悪骨折をした時の当て木にもなります。まさに梱包用ラップは救急箱に必須なのではないかと思うくらいの万能っぷりです。ただし、伸びが悪いテープを使うと、血流が止まってしまうので、それだけは避けて下さい。

絆創膏は、キズパワーパッドなどの非常に高価なものが売れていますが、テーピングのためのテープで、ぐるぐると巻いた方が取れにくく安泰です。何となく接着剤が傷口につきそうでイヤな人には「マーキュロバン」。ガーゼ面がなく、すべての面が接着剤であり消毒剤であるという合わせ技の万能絆創膏で、なかなかの接着力を持っています。

お風呂で一発にふやけて取れてしまう湿潤絆創膏に比べて圧倒的に強くオススメです。また、価格はキズパワーパッドが6枚で約700円するのに対し、マーキュロバンは30枚入

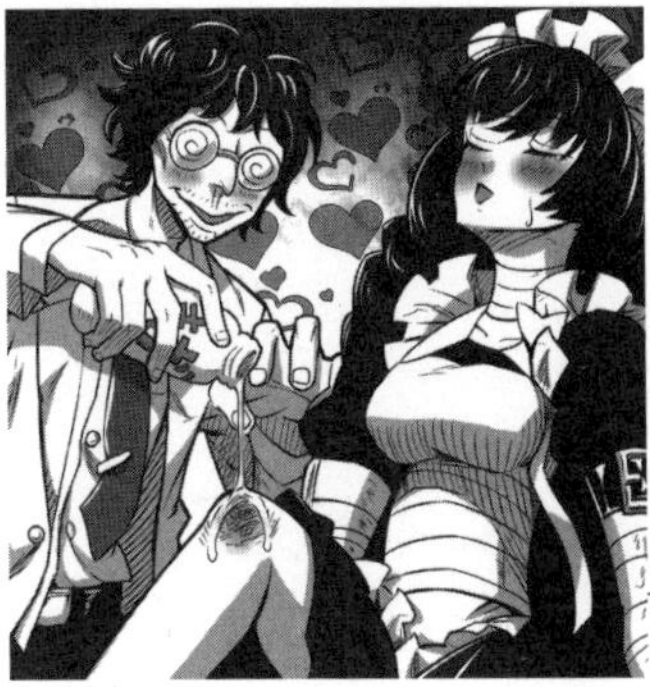

りで６００円ほど。通常の絆創膏（30枚で３００円程度）に比べると高いものの、惜しみなく使えるレベルで入っておりコストパフォーマンスもなかなかです。

あとは数日程度、傷口をそのままにして圧迫しても痛みを感じない程度になったら剥がしてもＯＫです。毎日貼り替えるのは逆にダメージ増加につながるので、できるだけ剥がれにくいもので、２～３日は貼り付いたままを維持しましょう。強い力をかけたり濡れたりしないように注意しておけば、自然治癒力で治っていくはずです。

でも、傷口がどうにも塞がらない、変な臭いがしてきた、周りの皮膚の色がおかしい、などの異変を感じたら、迷わず病院へ。何かの感染症が起きているかもしれないので、それは飲み薬での治療になります。

# 第14講　白血病に効くクスリ

白血病がクスリで治るという話を聞いたら、皆さんはどう思われますか？　「不治の病であるはずの白血病がクスリで治るなんてインチキくさい」と感じるかもしれません。しかし今回の話は、近年になって出てきたある種の白血病の治療薬について書きます。ちなみにそれは、歴史上の毒殺事件で何度も使われてきた亜ヒ酸（ヒ素）だというお話なのです。

ただし、全ての白血病に効くわけではありません。また一部では、どんな白血病でもクスリで治る時代だなんて誇張された話も出始めているので、その辺、夢を見過ぎてもいけませんから、きちんとした知識を身に付けておきましょう。

## ❶ 白血病は血液のガン　さまざまなタイプが存在

まず、血液のガンである白血病にはさまざまなタイプがあることを覚えておきましょう。白血病は急性と慢性に大別されます。そして、そのガン化する細胞の種類によって、さらに細分化。専門的にはＦＡＢ分類という分類方法であり、Ｍ

## 白血病に効くクスリ

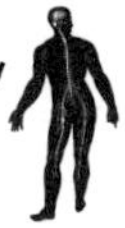

Oだとか M３Vなどがあります。門外漢にはちんぷんかんぷんですが、全部で30種類近くあることになっています。この分類法は非常に複雑なため、専門医以外で完全に理解している医者はほとんどいないといってよいでしょう。

ただ、いずれのタイプにも共通しているのは、骨髄にある多潜能造血幹細胞が赤血球やリンパ球（白血球）、血小板といった血液成分になる課程で、異常な白血球（白血病細胞）が発生し、ひたすら増殖を続け、最終的には血液が血液としての機能を果たさなくなって死に至るという点です。日本では毎年８千人近くが白血病で命を落としています。

発症の傾向や原因についてですが、俗に「ガン家系」といわれるガンが多発している家系に多いとされています。そして、30代・40代での発症は喫煙者に多いのが特徴です。また、有機溶剤のベンゼンは骨髄性白血病を引き起こすことが知られています。ただ、発症のメカニズムについては、よく分かっていません。

# 第14講

白血病は初期の自覚症状が比較的地味で、頻繁な発熱や貧血というかたちで表われます。その後、歯茎からの出血、そして傷口の血が異様に止まらない…と続きますが、それでも普通はまだ気が付きません。その後、脾臓が腫れ上がり脾腫となったところで、腹部の異様な腫れと尋常ではない疲労感（少し歩いただけで立っていられないほどの疲労を感じるなど）で、ようやく気づくということが大半です。

病院では画像診断などを経て、最終的に骨髄穿刺という骨髄に極太の針を刺し髄液を採取するという激烈に痛い検査、さまざまな診断を行い、数日かけてようやく病名がはっきりする…という流れです。その段階で存命率がある程度分かり、医者から告知を受けることになります。

## 治療薬は存在するも効くタイプは少ない

ある日、芸能人が白血病と報道され、その後ほどなくして死亡…という出来事がたまにありますが、あれは、急性白血

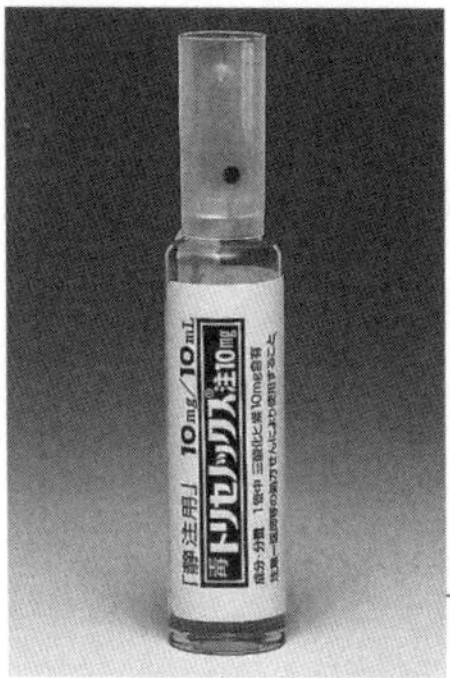


亜ヒ酸を注射液にした治療薬「トリセノックス」。2004年から大活躍中

病の中でも、クスリが効かないタイプのもので、ドナーが見つかる間もなく死に至ったという例です。前述した通り、クスリが使えるタイプの白血病はごく一部に限られているのです。ちなみに、ヒ素が効くことが判明する以前から知られていたクスリとして、慢性アフィニールなどのチロシンキナーゼ阻害薬があります。これは、フィラデルフィア染色体陽性の骨髄性白血病（染色体異常の症例で、造血幹細胞が無限に増殖するという症状を呈する）に対して有効で、早期の場合は骨髄移植なしで治療できた例があるようです。

## 中国の大学は抗ガン剤の開発に強い

白血病にヒ素が効く…という発見をしたのは中国の大学です。中国は、どういうわけか抗がん剤の開発には昔から強く、経緯は不明なのですが、猛毒であるヒ素が白血病に有効であるということを発見しました。

中国だから人体実験をしているなどともいわれていますが、

# 第14講

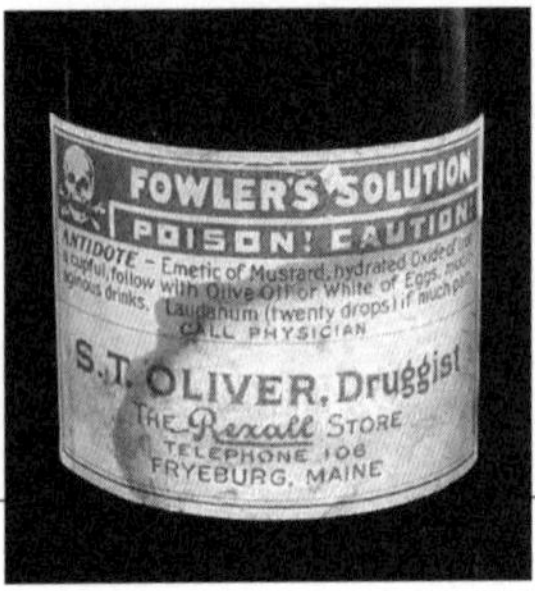


18世紀の１%亜ヒ酸水溶液美白用化粧品として使用されていた

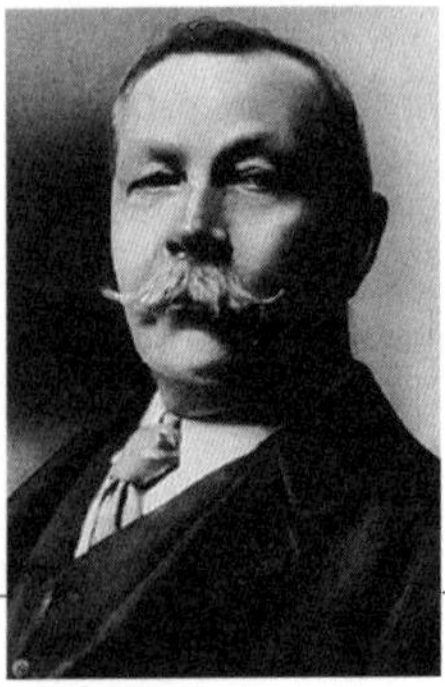

シャーロック・ホームズの生みの親、コナン・ドイル。小説家になる前は眼科医だった

実際のところは不明です（笑）。中国は漢方療法を西洋医学的見地から研究するということを長年続けているので、もしかしたらそのプロセスの中にヒントがあったようです。

話を戻すと、とにもかくにもヒ素が白血病に効くという中国発の論文が発表され、実際に使ってみると効果があることが分かったということです。そして、２００４年。ついに日本国内でも、亜ヒ酸0.1%溶液が白血病の治療薬として発売されたのです。

効果があるのは急性骨髄性白血病のうちの１つである「急性前骨髄球性白血病」（ＡＰＬ）で、急性骨髄性白血病の約２割近くを占めています。このクスリは同疾病が最初に発現した時はもちろん、再発時にも有効であることが確認されており、現在、ＡＰＬの第１選択薬として使われています。

さて、白血病にヒ素が有効であることが確認されたのは、比較的最近のことであるとの主旨で話を進めてきましたが、歴史を精査してみると、とある有名人が19世紀に、ヒ素が白

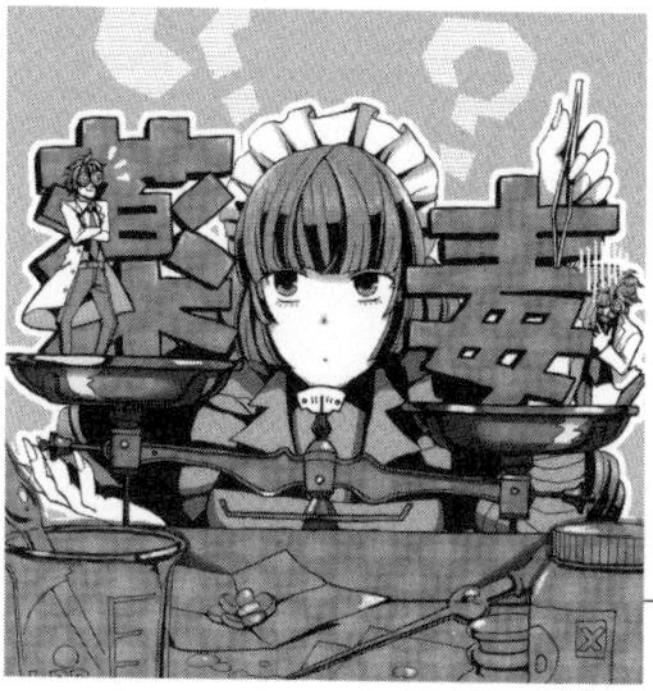


血病に効く可能性があると指摘していました。

## 驚異の洞察力で真実を見破った？

時代を先走り過ぎたこの指摘を行った人物の名前は、コナン・ドイル。シャーロック・ホームズの生みの親として、誰もが知っているあのコナン・ドイルその人です。小説を書き始める前は医師として生計を立てていたドイルは１８８９年、イギリスの歴史ある医学の学会「Lancet」に、白血病の治療にヒ素が有効である可能性を報告しています。今のような精密な実験機器がない当時、ドイルはすでにこの可能性に言及していたわけで、ホームズ顔負けの洞察力（ホームズの作者ですから当然といえば当然ですが）には驚かされるばかりです。

# 第15講 日焼け止めのクスリ

## 暑さの原因の太陽光　含まれている光の波長は？

茹だるような暑さの原因の太陽光ですが、それはもう放射線から遠赤外線まで、果ては電磁波から荷電粒子まで何でもござれ。差し詰め最強の核融合炉だけあって、まさに全部入りで放出されています。

その中の紫外線という10～400nm（ナノメートル）の領域の電磁波（光）は、我々の肌に日焼けだけでなく、ＤＮＡを損傷させ、結合組織の破壊と相まって、「光老化」を引き起こします。

光老化とは、紫外線によりさまざまな組織が破壊され、さらにはＤＮＡ損傷などで皮膚の正常な再生が間に合わず、その結果、年齢以上に加齢感が皮膚に出る症例のことです。当然その先には皮膚癌のリスク増加もあり、美容面だけではなく、健康面でも日焼け止めが重要になってくるのです。

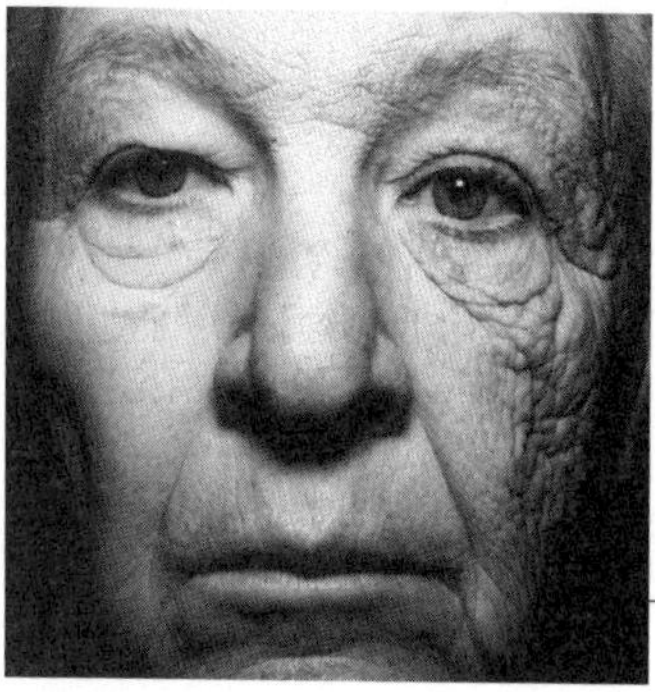

左側だけ日光を浴び続けたトラック運転手の左右非対称の老化
New England Journal of Medicine 2012; 366:e25April 19, 2012 より

## 紫外線によってシワができる仕組み

光老化について詳しく説明しておきましょう。光老化のメカニズムは紫外線による物理的なダメージと、DNAなどへのいわばソフトウェア面としてのダメージの、2段構えになっています。

紫外線は皮下のコラーゲンやエラスチンといった皮膚の弾力や張りを司る構造体を破壊する力を持っています。要するに網目状に密につながっているスポンジ組織をブチブチと切り、スカスカにしてしまう（コラーゲンの種類であるⅠ型、Ⅱ型、Ⅲ型の比率を老化方向に傾ける）わけです。これが起こった状態で表情筋を動かすと、コラーゲンを生み出す膠原繊維の太さが不均一になり、密度が低下した部分がひどく落ちくぼんで深いシワとなって、折りたたみ線ができてしまうのです。これが、シワができるメカニズムで、紫外線によってこの老化が促進されるところから、「光老化」と呼ばれて

# 第15講

います。

## お肌の大敵！　紫外線を詳しく知ろう

光老化を引き起こす紫外線についてもまとめておきます。

地表に来ている紫外線の、長波紫外線（ＵＶＡ）と中波紫外線（ＵＶＢ）のうち、ＵＶＢは表皮で止まり、ＵＶＡはその下の真皮にまで到達しダメージを負わせます。ただし、ＵＶＢの地球に来ている量は少なく（それでも十分対策は必要ですが）、大部分はＵＶＡで、この２つの紫外線を何とか皮膚に入れないようにすべく、さまざまな日焼け止め材（剤ではない）が開発されてきました。代表的なものとしては酸化チタンと酸化亜鉛が挙げられます。

酸化チタンは260～400nmの波長の紫外線を特に反射し、加えて、同じ無機系反射材である酸化亜鉛も同様の波長を跳ね返しますが、ＵＶＡ領域の跳ね返しが酸化チタンより得意なことから、２つを混合し、無機系紫外線反射剤として使わ

# 日焼け止めのクスリ

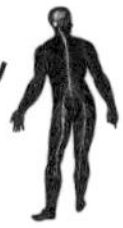

れてきました。これらの紫外線に対する抵抗力を示す値はPAやSPF（※）と呼ばれています。

## ❻ 日焼け止めの種類を知り効果的な使い方をマスター

それでは、ここからは日焼け止めの種類について説明していきたいと思います。

### ●無機系紫外線吸収剤

先ほど、SPFについて述べましたが、例えばSPF5であれば、何も付けていない状態に比べて5倍、すなわち5時間日光を浴びても1時間分の日焼けで済むという指標（実際は20～30分で1分ぶんの紫外線被曝になるという値）。ではSPFの値が1,000とかのものを塗ればいいんじゃないかと思いきや、そんなのは多分バカ殿様よろしく真っ白なものになってしまい（酸化チタンの色は白）、化粧品としては成立しません（笑）。しかも、そもそも汗をかいたら流れていくものですし、SPFは1平方センチメートルあたりに2mg塗って

※…「サンプロテクションファクター」の略であり、UVBに対する防御指数として使われていて、SPFの数値は、UVBによる日焼けの進行遅延度を表すものです。

それぞれの有機系紫外線吸収剤が吸収する光の波長

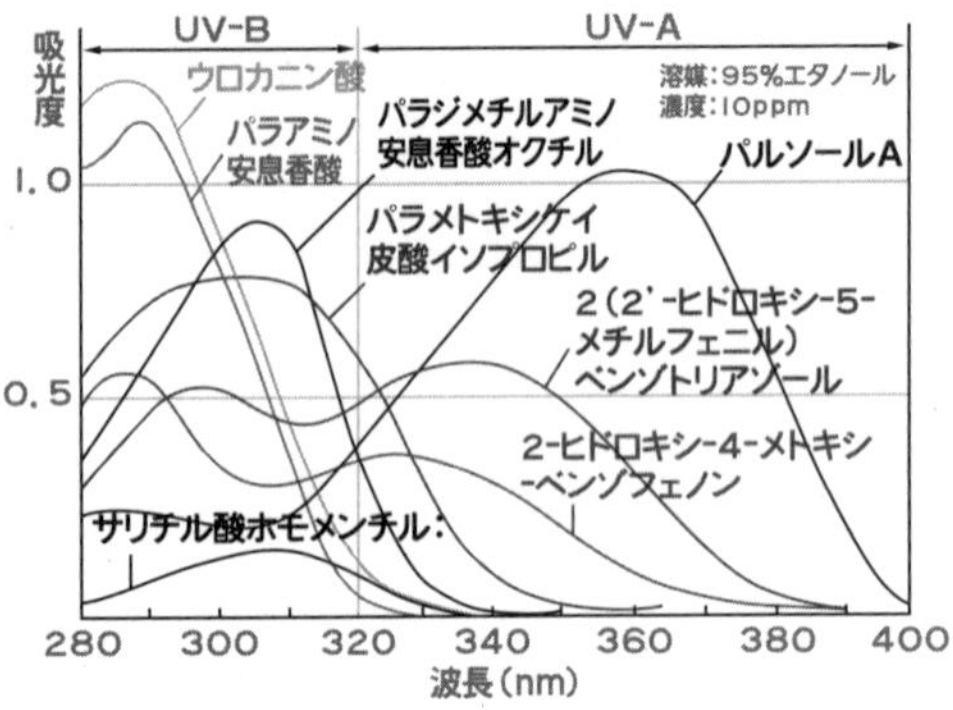


…というあくまで理想の数値なので過信は禁物です。ＳＰＦ25以降は、全裸でビーチで火あぶりになるくらいならともかく、50とか１００とかはあまり差はありません。むしろ、日焼け止め成分が毛穴に入り込む頻度が上がり、その成分自体で有害作用が起きかねません。ＰＡはＵＶＡに対する抵抗性で、１＋から４＋まで存在しますが、やはり3以降は誤差というべきものです。

## ●有機系紫外線吸収剤

有機系紫外線吸収剤には多数の種類がありますが、それぞれに吸収できる波長の幅が違うため、単一成分では広域をカバーできません。そのため、最低でも3種類ほどの混合が必要です。

紫外線吸収剤は元々樹脂や印刷物の紫外線劣化、退色を防ぐために開発されましたが、その中で化粧品に使ってよいとされているものは20種類存在します。最近、特に日焼け止め業界で注目を集めているのがパラメトキシケイヒ酸エチルへ

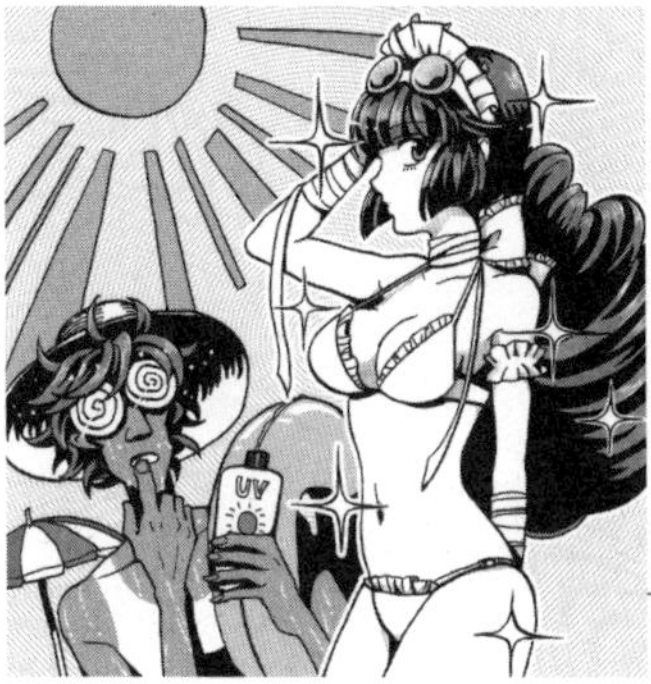


キシル（EMC）です。他にもオキシベンゾン（HMB）なども使われています。

ちなみに、日本では2006年にEMCが最大10%（クリーム100gの質量比）まで配合が可能になり、それがきっかけで研究が進んだため、非常に有効な配合比率が判明。そのため、2、3年前からは各社が無機系の力を借りずに十分な日焼け止め効果を持つ商品を発売しています。しかも、元々が印刷用のものであることから安価であり、「安い、安全、効果が高い」と、三拍子揃った日焼け止めが登場するに至っているわけです。

しかし、有機系紫外線吸収剤は、紫外線を受けて分子が分解することで皮膚に紫外線が当たらないようにしているのですが、この分解物が意外と刺激性があり、目にしみることが知られています。しみるだけでなく敏感肌の人は炎症を起こすこともあり、トラブルを避けるため使い始めた日を商品にマジックで書いておき、異常が起こった場合確認することで、自分の体質に合わない成分（商品）を見つけやすくなります。

# 第16講 封じられた禁断の美容薬

今も昔も、女性の美に対する飽くなき探求をターゲットにした化粧品が数多く販売されています。それらの成分は、自然由来の抽出物から合成化合物まで、種類は何と数万にも上ります。が、ここまで発達したのはせいぜい20年くらいのこと。半世紀、1世紀、2世紀前の、界面活性剤もロクにない時代、女性の美容薬、化粧品は一体どのようなものだったのでしょうか？　歴史を紐解いてみると、なかなか狂気な配合の化粧品、美容品が出てくる出てくる。「ベラドンナ」「砒素」「タリウム」という、この3つは、いずれも現代では毒物の本の中でしか見ない名前。しかし、かつては化粧品の有効成分だったのです。

## ❶ カラコンがなかったからベラドンナを目に…!?

まずはベラドンナ。実は現在もベラドンナの類似成分や医療用のロートエキスなどが使われています。30年ほど前にはロートエキス入りの点眼薬が市販されていたこともあります

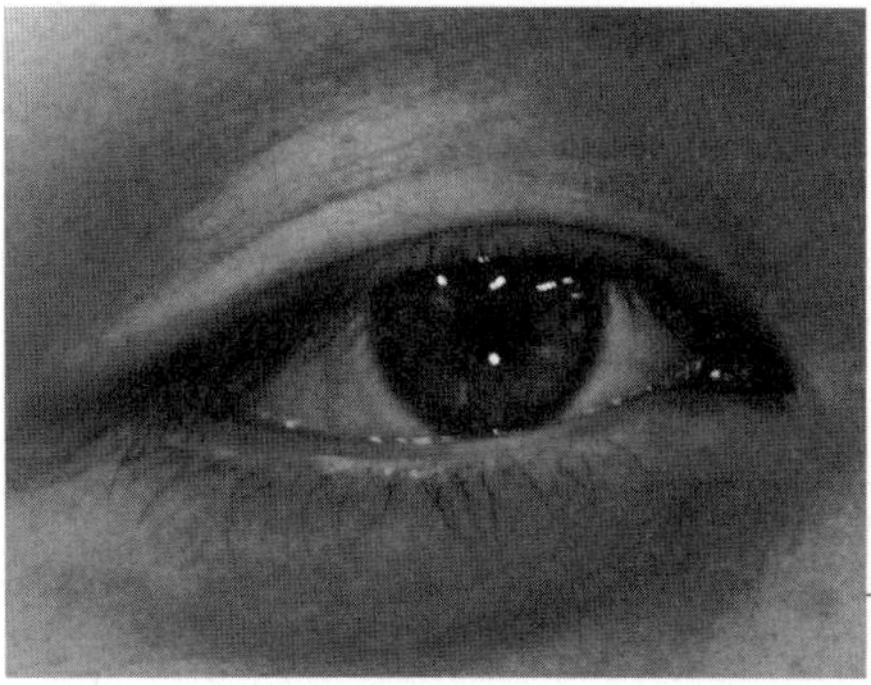

目ん玉の中央の黒い部分が瞳孔にあたる。これをベラドンナで強制的に調整していた

が、やはりきちんと使わないと危険だということで、現在は一般向けには販売されていません。

さて、このロートエキスは目の瞳孔を開く作用を持ちます。目には明暗調整機能が備わっており、周囲が明るい時には瞳孔を閉じ、暗い場合は瞳孔を開きます。しかし、夜でも明るい環境にいることで、その調整機能が衰えてしまうのです。眠っているときでも瞳孔が閉じた状態になり、目の疲れが取れず、眼精疲労や頭痛を発症。ロートエキスはこの症状を改善するために使われていました。

では、瞳孔と美容にどんな関係があるのかというと、日本人の光彩はほとんど茶色なので瞳孔の開き具合が分かりにくいのですが、白人の場合、光彩の色が薄い上に、青や緑色をしているため、瞳孔の開き具合が顕著。昼間は猫のような三白眼になりやすく、これを嫌がった女性たちがベラドンナやチョウセンアサガオエキス入りの目薬を刺して散瞳、でか目アイメイクをしていたのです。これは18世紀頃の話ですが、

# 第16講

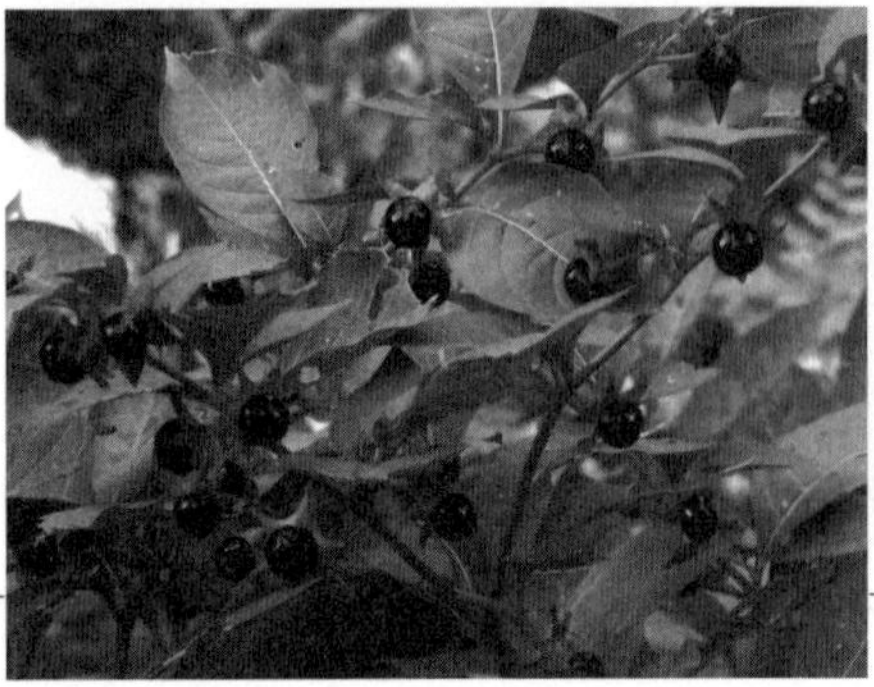

ベラドンナは実や葉など全草に毒が含まれるが、特に根茎に強い毒性を持つ

縮瞳させて光を絞るということは、目を紫外線から守る生体防御を薬物で取っ払った状態で昼間出歩くわけなので、なかなか恐ろしい使い方をしていたといえますね。当時はカラコンなんてものはありませんから、そうやって失明のリスクを背負いながらも可愛い顔を目指していたのです。

## 超強力にメラニン破壊　美肌には砒素が効く!?

お次は美白。年を取ると顕著になってくるシミやくすみ。化粧品が進化した現在でも、決定打といえるような美肌化粧品は存在しません（化粧品ごときに肌の性質を変えるような薬剤が入っていてはいけないのだが）。医療用の塗り薬を使っても効果はゆっくりでマチマチですが、医療が発達していない時代、シミをどうにかするクスリなんてものが存在したのでしょうか？

効果からいえば、昔の美容液の方が強力なものがあったようです。その代表例がトファナ水。17世紀を代表する有名な

## 復刻・昭和11年の美白クリームレシピ

**材料**（数字は%）

ワセリン…49
鯨蝋…12
パラフィン…25
ラノリン…3
グリセリン…3
17%過酸化水素水…3
乳酸…0.5
クエン酸…0.5
水…3
香料…1

①ワセリンと鯨蝋を溶かしたところに、ラノリンを加えて熱しながらパラフィンを入れる　②次に水とグリセリンを混合したところに乳酸と溶解したクエン酸を入れる　③①と②を2時間以上よく混ぜて、最後に過酸化水素と香料を入れれば完成

**現代解釈**

成分的には現代のケミカルピーリングの配合と似たり寄ったり。シミがある部分にピンポイントで塗ると、その皮膚の代謝が高進されてシミを解消できると思われる。しかし、現在ではまず鯨蝋が入手困難なので、パルミチン酸セチルで置き換え。ラノリンは動物由来の界面活性剤だが、ソルビタンエルテルやモノ脂肪酸エステルなどの乳化剤で代用可能だ。過酸化水素水はオキシドールを濃縮して入れてもよいが、なくても問題ない

毒物ですが、その実体は化粧水。飲むと死ぬ化粧水など、今では考えられませんが、時代は17世紀。モルヒネが薬局で買えたおおらかな時代です（笑）。

トファナ水の成分は亜ヒ酸（三酸化砒素ないし三酸化二砒素）。イタリアの火山付近では天然砒素を産出し、それを炙って酸化物にしたものを溶かして化粧水にしていたそうです。

砒素は強力な原形質毒で、細胞のエネルギー源であるATPの合成を邪魔します。どういうわけか皮膚に塗られた亜ヒ酸は、皮膚の基底層にあるメラノサイトに作用し、最初はメラニンの合成を促進して、逆に肌が黒くなるのですが、すぐにメラノサイトが死に、メラニンを作ることができなくなるというカラクリ。従って、メラノサイトが不活性化した、色の白い肌が出来上がる…という寸法のよう。ただし、毒性が高いので肌の細胞の数自体が減るために、美肌かどうかは怪しいものですが、今となっては不明です。

そして時代は流れ、1900年代になると、さすがに砒素

# 第16講

はなりを潜めます。しかし、当時の文献を精査してみると現代には存在しない美白処方がありました。それは、フェノールを使うというもの。フェノールは石炭酸といわれ、石炭を乾留することで大量に入手できます。非常に浸透性の高い物質で、特にアルコールと混ぜることで強力に皮膚の細胞を殺すことが可能。現在では歯茎の脱色などに使われているようですが（メインはレーザー治療）、肌にはまず使われません。確かにフェノールは肌に付くと非常に痛がゆいので効き目はありそうですが、さまざまなクスリやレーザー治療がある現在、無理に使う理由はないでしょう。

## 現代でも威力はNo.1　酢酸タリウムで除毛

最期に酢酸タリウム。どうしようもない猛毒ですが、実際の服毒でも症状の中に「脱毛」というのがあります。昭和20年代には、殺鼠剤としての酢酸タリウムは割とメジャーでした。また、脱毛剤として酢酸タリウム7％配合という、今か

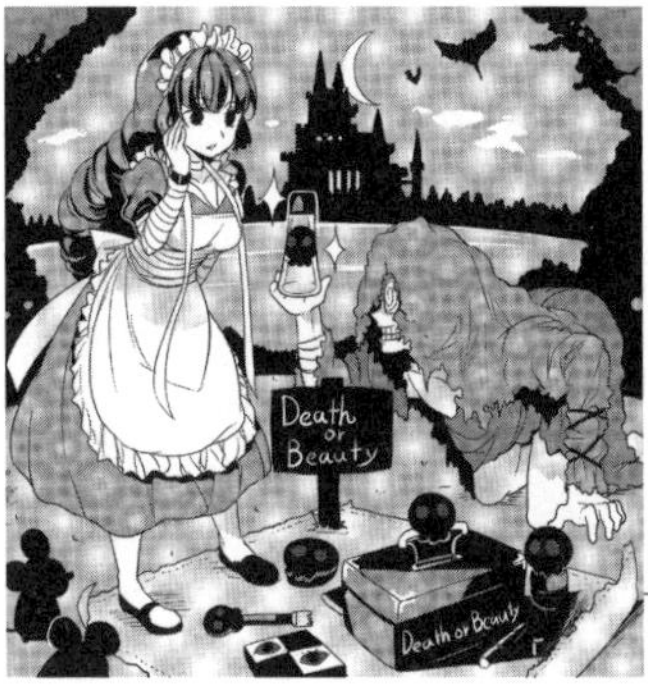


ら考えると壮絶なモノが売られていたという記録が残っています。タリウム7%という数字は、チューブ1本で2~3人殺せるほどのレベル。そんなものが薬局で売られていたわけですから、なかなかラジカルですね（笑）。

タリウムは体内ではカリウムのフリをしてさまざまな細胞の働きを止めて殺します。特に毛根に対する毒性が高く、中毒患者の特徴として8割の人が頭髪、5割の人が眉毛まで脱毛を起こします。これを塗り薬として塗布すると、皮膚から侵入したタリウムが毛穴から毛根に達し、毛はあっさりと抜け落ちます。現状でこれを超える塗り薬タイプの脱毛剤は存在せず、事実上の最強の脱毛剤といえるでしょう。

しかし、使い方を誤ると脱毛したい部分以外も脱毛し、生えてこないという恐るべき破壊力があります。発がん性も尋常ではないので使わない方が賢明でしょう。

# 第17講

## 風邪を治すクスリ

一体、風邪薬とは何なのでしょう？　「風邪を本当に治すクスリがあったらノーベル賞もんだよ！」とかドヤ顔で語っている人も見られますが、本当なのでしょうか？　そもそも風邪薬は何をしてるんでしょう？　飲んだら本当に体が楽になるのでしょうか？　そして何より数多くある商品の中で何を買えばいいのでしょうか？

### ❶ ウイルスが多過ぎるせいで効果のある風邪薬がない？

「正体不明の薬局薬」。それが風邪薬の最も的確な表現です。そもそも風邪を治すクスリは存在しません。なぜかというと、風邪は1種類の病原体によって起きている病気ではないから。風邪と呼ばれる症状を起こすウイルスは、アデノウイルスやライノウイルス、コロナウイルスという感じで、それぞれ数百もの種類があります。または、もっと凶悪な病原菌の初期症状であることも。それらウイルスは人間の抵抗力が弱った時にどこからともなく感染し、体の中で増殖して悪さをする

## 薬局薬の風邪薬に含まれる成分はコレだけ

| | |
|---|---|
| 解熱剤 | アスピリン、アセトアミノフェン、イブプロフェン、エテンザミド、メフェナム酸、イソプロピルアンチピリン、スルピリン |
| 抗炎症剤 | ロキソプロフェン、塩化リゾチーム、トラネキサム酸 |
| 抗ヒスタミン剤 | メチレンジサリチル酸プロメタジン、クロルフェニラミン、ジフェンヒドラミン、クレマスチン、メキタジン、カルビノキサミン |
| 鎮咳<br>気管拡張剤 | ジヒドロコデイン、デキストロメトルファン、ノスカピン、エフェドリン（メチルエフェドリン） |
| 去痰剤 | グアイフェネシン、ブロモヘキシン、カルボシステイン、アンブロキソール |
| その他 | ブロモワレリル尿素、ヨウ化イソプロパミド、カフェイン、ビタミン類 |

わけです。インフルエンザはインフルエンザウイルスによる疾病、おたふく風邪はムンプスウイルスによるものとはっきりしているのに対し、風邪という症状を起こす病原体は山ほどいるので、原因病原体を無効化するクスリを作ることは困難といえるわけです。

さらには、インフルエンザやムンプスウイルスのように、それぞれ数種程度のワクチンであれば供給可能ですが、数百数千もの抗体を混ぜたものを作るには費用がかかるので不可能です。ましてや、死ぬような病気でもないので作る価値がない、故に治療薬もワクチンも存在しないわけです。

つまり、風邪薬というものは、ウイルスが起こした体の諸症状を抑えてＱＯＬ（生活の質）を下げないようにしようというもの。なので、成分を見てどんな症状に何が効くかを知っておかなければいけないクスリナンバー１なはずなのですが、薬剤師ですらまともに答えられないレベルの人がいるのが現状…。やはり自分で知っておかねばなりません。

# 第17講

## 風邪薬に含まれる成分は実はものすごく少ない

一般的に風邪薬といわれるものは「解熱剤（鎮痛剤）」「抗炎症剤」「抗ヒスタミン剤」「鎮咳・気管拡張剤」「去痰剤」の複合剤となります。

山のように薬局で販売されている風邪薬も、裏を返せばこれらの成分をいかに組み合わせて配合しているか…というだけ。他にも微妙な成分はあるものの、主要成分はごくわずか。入れられることが可能な薬剤が法的に決まってしまっているので、各メーカーはそれらの配合比をちょこっと変えただけのものを、あたかも「今までとはこんなに違う！」と新商品ヅラするわけです。

成分自体は医薬の世界では枯れた古くさいものばかり（それなら安全かといわれればそれも微妙）。ほぼすべての商品の成分は「抗炎症剤＋抗ヒスタミン剤」に、あとは咳、喉のクスリの配合が異なるだけです。第2類の風邪薬であれば、

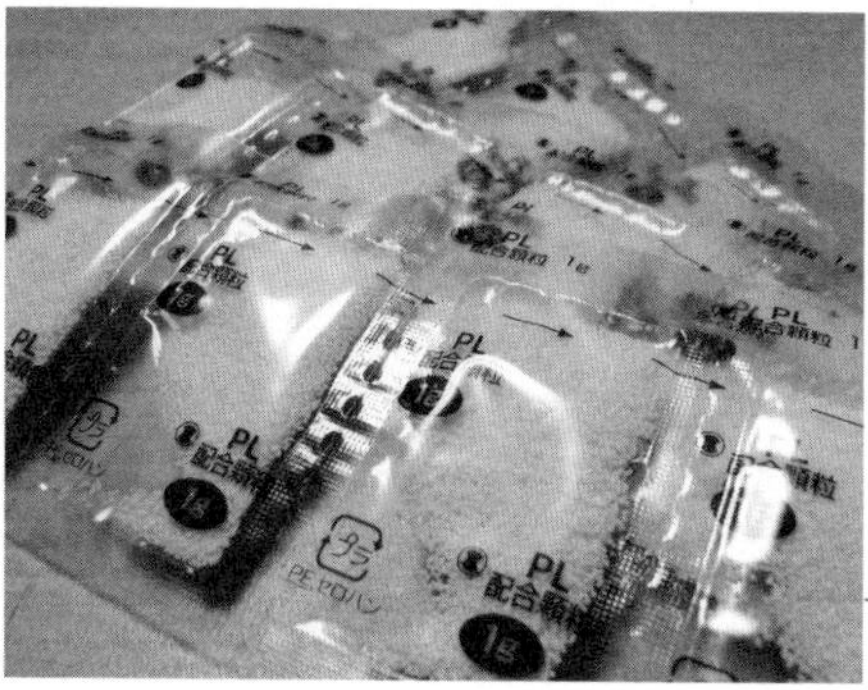


風邪で病院に行くと高確率で処方される「ＰＬ顆粒」

ほぼどれも同じようなものなので、何を買ってもいいことになります。細かく気を付ける点といえば、乾いた咳が出ている時に去痰剤を含むものを飲むとよくないとか、その程度。それなら第1類はいいのかというと、それなりに強い成分が入っている…けれど…という感じ。正直そんなものを飲むくらいなら、医者にかかって最強の定番風邪薬「ＰＬ顆粒」を処方してもらった方が１００倍よいでしょう。

つまるところ、どれを飲んでもおおむね同じ。大事なのは無理をしないことで、諸症状が大人しくなるからといって動き回ると、免疫活動の妨げになるので、大量のビタミンと栄養をとってひたすら休む。コレに尽きます。でないと、1週間2週間と病気を引きずることになり、結果ＱＯＬが下がります。

また、妙な違和感が1週間以上消えない場合、それは風邪という第1段階の症状を持つ別の病気と考えられます。特にマイコプラズマや百日咳、はたまた結核など、さまざまな病

# 第17講

気の可能性が出てきます。１週間経っても違和感がある場合は、速やかに病院に行くというのもまた大切です。ひっじょーに月並みな話なのですが、風邪というのはいろんな病気の初期症状に近いので、それしか対応策はありません。

## 風邪薬で死亡!?　正体不明の病気

最後にスティーブン・ジョンソン症候群、皮膚粘膜眼症候群、通称ＳＪＳについて少し触れておきましょう。いわゆる風邪薬で死ぬという都市伝説の正体です。

この病気は何かというと、原因不明の薬剤過敏反応症であり、薬剤を飲んだことにより、１００万人に数人以下のごく少ない割合で、全身に発疹やびらんが生じ、高熱から呼吸器、さらには肝臓障害などにもレベルアップして発症すると致死率が数％になるという強烈な症状です。原因は、風邪薬を含む、ごく普通のクスリを飲むこと。しかし、その後のメカニズムや原因は詳しく解明されていません。ただ、風邪薬１つ

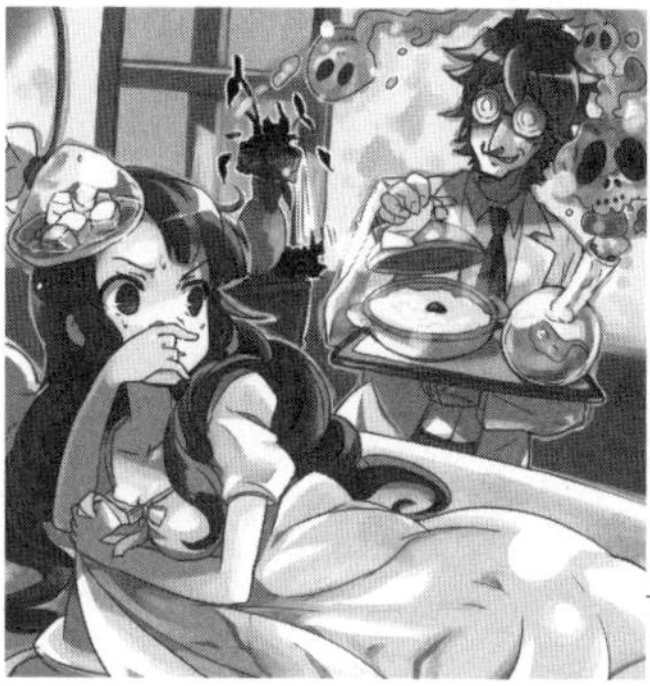

で死にかける可能性が、成人子供老人問わず１００万分の１程度あるという事実は覚えておいて損はないはず。

しかし、だからといってクスリを飲むな、風邪薬は死ぬと騒ぎ立てるのは低脳や無能の発想。この確率の見えづらさは１００万人のうち１人が異常行動を起こすかもしれないといわれているタミフルを、怖がって子供に飲ませず、インフルエンザの純粋な死亡率を無視する愚かさに通じるものがあります。計算のできないアホが自己責任で死ぬのは構いませんが、それを子供や周囲に押しつけるバカはソバットをお腹に命中させて黙らせましょう。

よーするに無駄なクスリは飲むな！　風邪薬においては用法用量の最適量は自分で見つける！　そういうことです！

# 第18講 生活習慣病のクスリ

## 患者数1千万の恐怖！　生活習慣病とは？

生活習慣病という名称は、糖尿病、高脂血症、高尿酸血症なんかの症状に加えて、高血圧や肥満といった要素が絡み、さらに運動不足、喫煙、飲酒などの生活習慣により悪化が進むことから付いた、一種の病態全体を示す言葉です。その中で、中核をなすのが糖尿病で、詳しくは2型糖尿病と呼ばれています。2型があるなら1型も？　という話なんですが、1型は遺伝的なものや若年性の発症のことを指します。インスリンを出すことができなくなったり、感受性がなくなったりする病気で、投薬しないと速やかに死ぬというもの。よーするに、不摂生がたたって発病する2型とは全くの別モノであり、使うクスリも全然違う（一部はかぶってるものの）ので、通常、糖尿病といえば2型であると覚えておきましょう。

さて、この2型糖尿病の治療薬ですが、そもそも糖尿病とは何なのでしょう？　それは名前のごとく、糖分が尿に出る

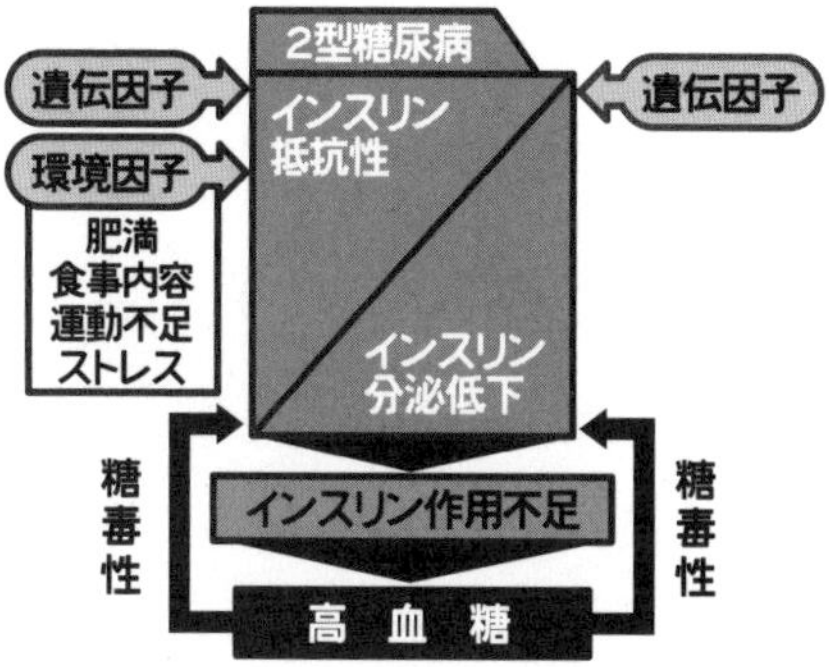


２型糖尿病は食事やストレスなどにより、インスリンの分泌が低下して起こる。すると、体内の組織が壊れ、さまざまな病気を引き起こす

病気です。本来、体から不要なものを出すはずの尿が、逆に必要な栄養を垂れ流すことになってしまい、さらには体の中で栄養が栄養として使われずに、あちこちで交通事故を起こします。その結果、腎障害や神経障害、末梢血幹の破壊、壊死もろもろの恐ろしい症状がジワジワと進行し、なぶり殺されるようにゆっくり死んでいってしまうというもの。

正常な体の中では、このような交通事故が起きないようにインスリンというホルモンが、食後血中に含まれる糖を取り込みます。そして、その糖をエネルギーとして使って下さいね、と信号のようにふるまうのですが、ある原因から信号が機能しなくなってしまいます。そして血中に糖分が溢れた状態（高血糖）になり、組織が壊れ始めてさまざまな病気を引き起こすのです。

生活習慣病はこのように人間の絶妙なバランスの上に成り立っており、体内のあちこちで事故を起こします。１つ１つは致命的ではないため、なかなか死なないというのも厄介で、

# 第18講

いったんバランスを崩した体はクスリなしでは正常な動作ができなくなってしまいます。糖尿病は、ただ尿が甘くなって、食事制限をしなくちゃならないという甘い病気ではなく、ゆっくり殺しにかかる不治の病なのです。一生服薬を余儀なくされるという点で、命を蝕む恐ろしい病気だと肝に銘じておきましょう。

## ❶ではどんなクスリを？　種類は全部で5つ

患者数が多いことが幸いして、糖尿病のクスリは豊富で比較的安価です。そして、糖尿病はクスリでうまくコントロールすれば、寿命を全うすることも可能です。

糖尿病のクスリは大きく分けて5つに分類されます。まずは誰もが知っている「インスリン」。2型では末期の症状に使われるので、おじーちゃんおばーちゃんが自分で注射していたりする場合、もう最期の段階であると分かってしまうわけです。

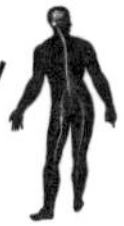

そして1番重要なクスリが2つ目のコレ。膵臓のインスリン分泌機能を後押しするもので、怠けた膵臓に鞭を打つクスリです。最も古い糖尿病薬で、スルホニルウレアの頭文字をとって「ＳＵ剤」と呼ばれます。ＳＵ剤は膵臓の細胞は健全で、分泌系に異常がある軽度の患者には大変よく効きます。ですが、細胞機能のセキュリティホールを突いて無理矢理動かすので、使い過ぎると病状を進行させてしまう諸刃の威力を持つという欠点も…。

そして、3つ目が「ビクアナイド系」。ＳＵ剤のような強制的なインスリン分泌を促進しない代わりに、なぜか衰え減った微量のインスリンでも交通事故を起こさないようにふるまってくれる、とても都合の良いクスリ。安全性が高いのですが、本格的に症状が悪くなってくると話にならないという意味で、使いどころに医者のセンスが問われるクスリでもあります。また、大量投与することでメタボ改善の効果があると分かってきており、ダイエット薬としての機能が見直されている一群です。

4つ目は「吸収阻害剤」。糖分過剰になりやすい体に、糖分をゆっくりいれたり、入れにくくしたり…というコンセプトのクスリ。「αグルコシターゼ阻害剤」と呼ばれ、ボグリボース（ベイスン：武田薬品工場）なんかがメジャーです。糖分を吸収する小腸の門番自体を阻害して、長い長い腸の中でゆっくりと吸収させようと働きます。元々はダイエット薬として開発された経緯もあり、メタボ防止の目的で使えるんじゃないかと厚労省が色目を使い出して、薬局売りもしちゃおっかな♪とスケベ心を満点にしている熱いクスリです。割と強力にお腹の調子を破壊する効果があり、服用しすぎると弱いながらも低血糖を引き起こし卒倒する可能性もあるので、医師会は反対しているようですが、薬局に並ぶのは時間の問題でしょう。

5つ目は交通事故の致命度を下げるクスリで、割と多種多様なものがあります、これらに関しては難しいので今回は割

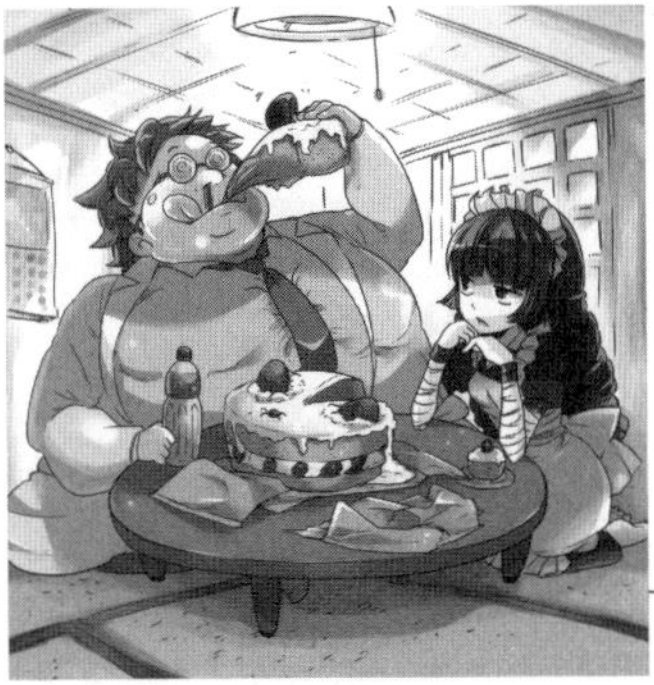

愛しますが、気になる人は「インスリン抵抗性改善薬」や「アルドース還元酵素阻害剤」なんかで検索してみてください。

## 低血糖にご注意を!

さて、先の説明で卒倒卒倒と書いていましたが、血中の糖分は実は多過ぎる分には長期にダメージがあるものの、すぐに死ぬわけではありません。しかし、糖分が下がりすぎると最悪即死するというのが人間です。

通常、血糖値は70mg/dlに保たれており、それが50を割ると手足から体温がなくなって次第に全身の体温も低下します。そして呼吸低下、せん妄、意識不明へと病状が悪化。この原因は脳にあります。脳は常に体に一定の血糖を維持するように指令を出しています。その体が用意した糖分のみを、首の血管を通して脳は栄養として使っているのです。つまり低血糖は脳が維持できなくなるという状態で、その結果が卒倒。このまま放置すると、生命自体に危害が加わります。

# 第19講 臭くなるクスリ

## 健康状態によって変化する体臭のメカニズムとは？

満員電車やギュウギュウのエレベーターなどで、むわっと感じる人の臭い。おっさんが多ければ多いほど不愉快な気持ちになりますが、女学生の集団に出くわした時はフローラルな香りが満載！　なぜ、こんなにも体臭に差があるのでしょうか？

体臭には、その人の内臓年齢や肉体年齢、免疫年齢を示すといった、隠された役割があります。そして、体の状態だけでなく、人種によっても臭いは異なります。一般的に白人は干し肉のような臭い、アジア人はショッツルに近い臭い（日本人自身は感知できない）、黒人は独自臭は少ないといわれています。

実際に犬が人を嗅ぎ分けられるように、人それぞれ体臭には違いがあります。ですが、この違いは一体どこから来ているのでしょうか？　それは、その人が若いかどうかをはじめ、

## 人間が感知できる病気の臭い

| | |
|---|---|
| 癌 | ホルマリン固定された肉や、瘡蓋の臭い。松ヤニと死体を混ぜたような臭いとも |
| ジフテリア | 汗が独特の甘い芳香性を持つ |
| リュウマチ | 独特の酸っぱい臭い |
| 統合失調症 | 刺すような鼻にくる臭い |
| 糖尿病 | 腐ったリンゴを彷彿させる臭い |
| 麻疹 | 茹でた鳥に近い |
| 鬱（重度） | 埃っぽい臭い |
| 腸閉塞 | 呼気が糞便臭 |
| 貧血 | アンモニア臭 |

性機能が正常かどうか？　病気はないだろうか？　といった、見えないパラメータを臭いとして発散しているのです。実際にいくつかの特定の病気は、人間でさえハッキリと区別できる臭いがあります。表をご覧下さい。癌はホルマリン固定された肉の臭いに、麻疹は茹でた鳥に、統合失調症は刺すような鼻にくる臭いと、実に恐ろしい言葉の数々…。慣れた医者であれば、その人の臭いを嗅いだだけで、症状が分かってしまうことさえあるそうです。

これら体臭の原因物質は、ほとんどは解明されていないのが現状ですが、病気になると体臭に異変が生じることは、古くから知られています。「しょんべんくさい小娘」などという表現がありますが、二次成長時の女性は生理も安定せず、出血量が多いため、貧血が起こりやすくなります。表にもあるように、「貧血＝アンモニア」。つまり、しょんべんくさい小娘という言葉は案外、昔の人の経験から生まれた言葉なのかもしれませんね。

# 第19講

## 不摂生なデブとダイエット女　悪臭の原因はここにあった

体臭は病気からだけでなく、免疫系や体細胞の若さなどからも臭いが出ます。不摂生なデブは異様にすっぱい臭いを発していますよね？　あれはリュウマチを患った人の臭いに似ていますが、どちらかというと、本来なら肌にいるはずのない雑菌が皮脂に付着し、分解してできた有機酸の臭い（酪酸やイソ吉草酸など）。不摂生で皮脂過剰な上に、お風呂に入らないという、不潔な暮らしをしていると、このように残念極まりない事態になってしまうのです。

そして、意外と知られていないのが偏食による体臭の悪化。特に炭水化物抜きダイエットをしている女性は、何ともいい難い、死体のような臭いを発散しています。しかし、大抵本人は気づいていないので、結構悲劇。その悪臭は、電車などですれ違っただけで分かるくらい強力で、細身の女性に異臭を感じる経験は男なら誰でもあるかと思いますが、偏食によ

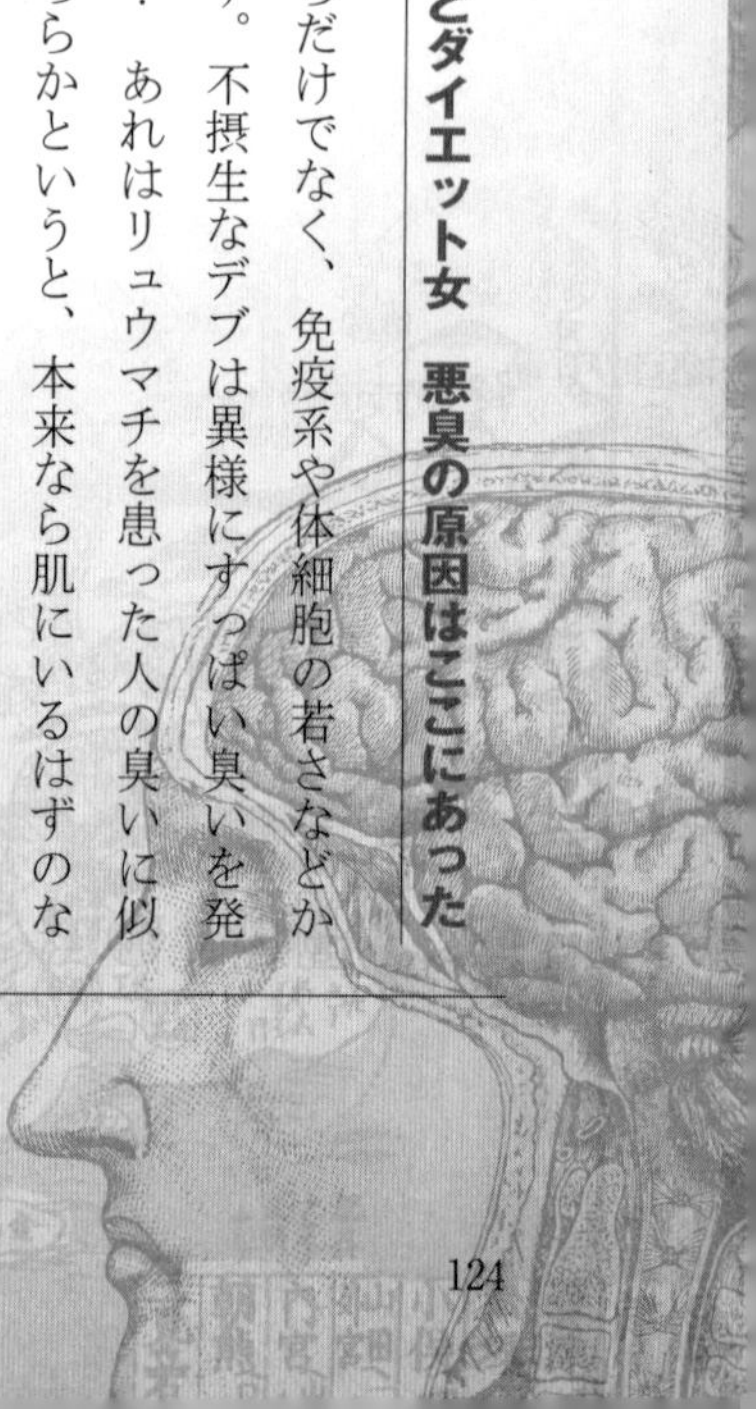

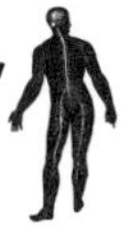



るものだったというわけです。

## まずは体臭を良くする方法から

第一に、健康であること。これは加齢とともに難しくなるのですが、健康かどうかに関しては有酸素運動にかかっています。また、先述したように変な偏食ダイエットはダメ。

意外に体臭は普通に風呂に入って普通に洗っている程度で十分に汚れは落ちて、それほど悪臭はしません。ただ、脇や陰部、耳の後ろ、胸元から首回りは皮脂が多く臭いの発生源となりやすいのでセッケンで洗いましょう。

そうした健康の上で、体臭を改善するクスリ…となると、グルクロノラクトンやグリチルリチンなどの肝機能の解毒を亢進するクスリがあげられます。市販薬では、グルクロン酸は美肌系を唄った「ペアA」などの商品などに使われ、グリチルリチンは「甘草」の主成分なので漢方コーナーで簡単に買うことができます。

# 第19講

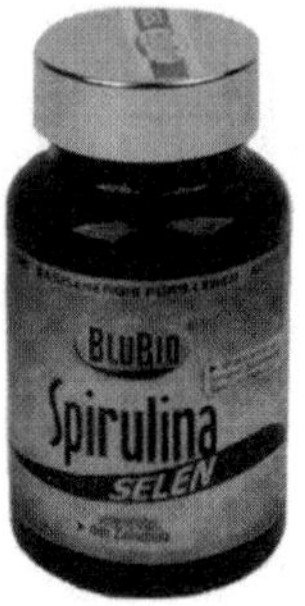


セレンを過剰に摂取すると、悪臭の正体「ジメチルセレナイド」が発生。気を失うくらいの体臭を放つ

飲む香水ともいえるクスリもあります。ゲラニオールはその名の通りゼラニウムから発見されたテルペノイドでバラのような芳香があり、血中にも拡散し、汗腺から汗と一緒に分泌されます。

## お待たせいたしました！　体臭を悪化させるクスリ

ここまでお話した通り、免疫系を狂わせて病気になると、臭くなるわけですが、そんな回りくどいことをしなくても体臭は悪化させることが可能です。

有名なものではニンニクやタマネギを食べた後の体臭の変化。イオウ原子を含む、ニンニクやタマネギを摂取すると、それらのメチル代謝物である、アリルスルフィドなどが、体臭として外に出て、悪臭を放つのです。しかし、ニンニクの臭いなんて、まだまだ序の口。脅威の超悪臭を体から発生させる薬があるのです。それが「セレン」。

セレンは周期表ではイオウの下、砒素の横にあたり、一応、

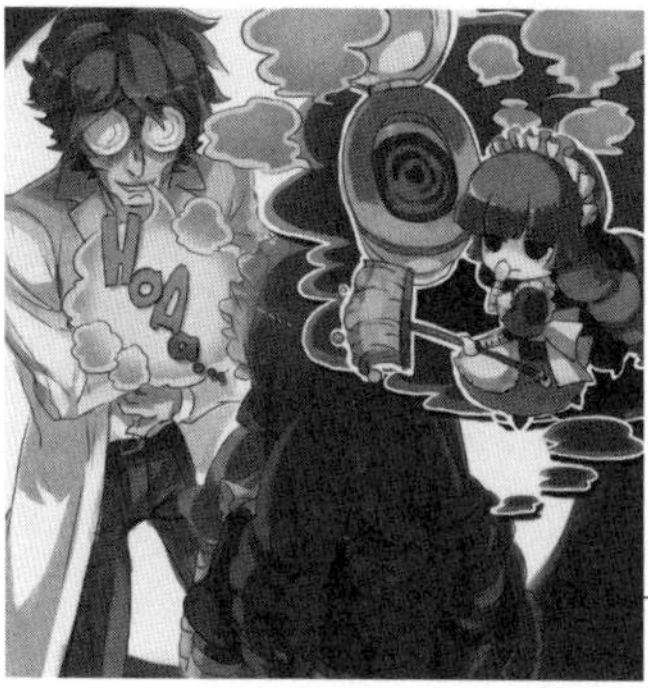

超微量必須元素ではありますが、通常の食事で不足することはありません。むしろ過剰に取ることによって、恐るべき物質を生み出してしまうのです。

それが「ジメチルセレナイド」。ジメチルセレナイドは1ppmで耐え難い（密閉空間に一緒にいると気を失うレベル）悪臭を放つ物質で、セレンの過剰摂取によって、引き起こされます。つまり、セレンをたくさん体に入れれば、強烈な体臭を放てる（え?）というわけ。セレンサプリメントを海外通販で輸入して、通常の5倍量を飲んで下さい。すると、たちまち体から魅惑のフレグランスが漂い、そのフェロモンボンバーで社会生活は終焉を迎えてしまうことでしょう。いやー怖いデスネ（笑）。ちなみに、1発で発動させるには、二酸化セレン5mg服用でＯＫのようです。1～3ヶ月間は臭いが抜けないらしいので、人生が終わってしまう可能性まであります。怖いデスネ（笑）。

# 第20講

## 痩せるクスリ

今回はステロイド薬の中でも人間の体の機能を司るアレ。要するにホルモン剤についてお話していきたいと思います。

筆者は以前『デッドリーダイエット』という書籍にて、飲むだけで痩せるクスリなんか、アリエネエということ、民間のダイエット法の多くはいかに間違っているか、もしくはシビア過ぎるということを説明しました。なおかつ、それでも楽をしてダイエットしたいのなら、副作用や危険を顧みず「飲めば痩せるクスリ」を飲むしかないという話をしたわけです。貴方もビューティースリムな体をゲットしてみませんか⁉（若干の命と引き換えにな）

### 痩せたければ動け！　そして食べるな！

…と、某銀髪の萬屋さんがいっていましたが、全くその通りです。人間はカロリーを溜め込むことに関しては、何万年とかけて進化してきました。しかし、栄養が多過ぎた場合の対処法には、ほんの１００年程度の歳月しかかけられていない

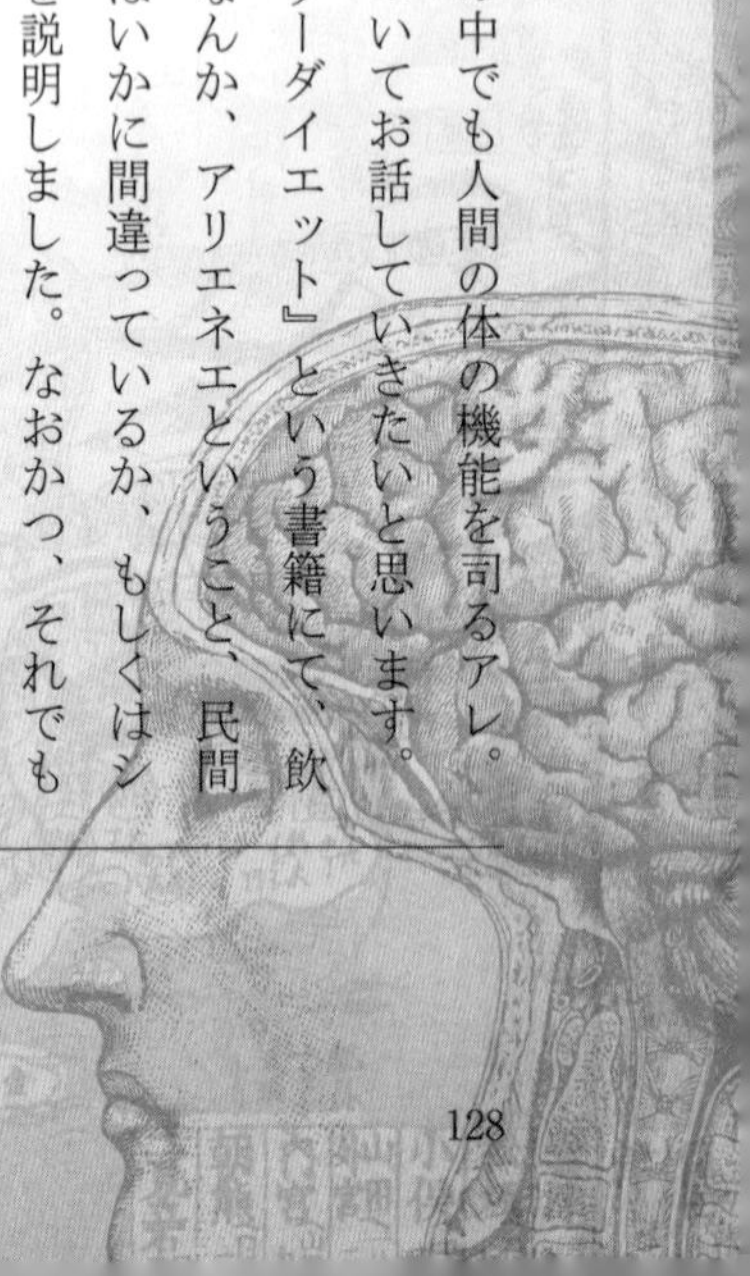

## 痩せるクスリ

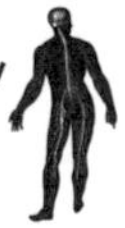

ので、人類そのものが対応できていないのです。

その結果、現在は人類史上最もデブが多い状態といっても過言ではありません。毎日運動しまくって、質素な食事をして節制の極みをしていれば誰でも痩せます。「それができりゃー誰も苦労しねぇっつの」。そんな心弱き者共を食いものにしようと、テレビでは、お腹スッキリ！（何がスッキリなのやら）、内臓脂肪と関連性があります！（どんな？）というような怪しいサプリメントCMが蔓延。んなもん、効果があるなら医者が使っているっつーの。

飲んで痩せたいのなら、多少の副作用や危険は覚悟しなくちゃ話は始まらんよ！　悪魔に魂を売るクスリ。それが本当のダイエットクスリです。

### ❶ やつれてしまっては意味がない痩せるためのクスリの3本柱

では、痩せるためのクスリとなると「食欲を下げるクスリ」「脂肪をムリヤリ燃焼させるクスリ」、そして「筋肉を付け

ハリウッド俳優御用達（?）の
ドーピング剤「ジアナボル」

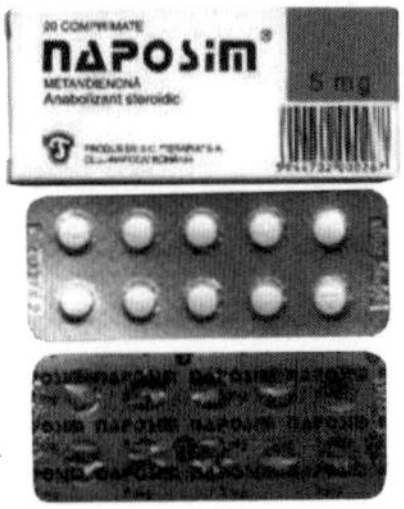


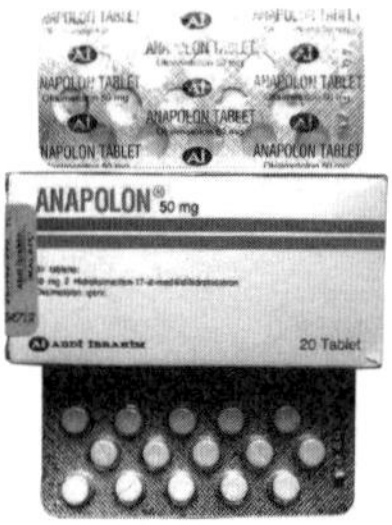


「アナドール」は速く、よく効く！

るクスリ」の3本柱によって成り立っています。厳密には、これらを支えるために、副作用を抑えたり避けたりするためのクスリも加わるわけですが、実質3本です。

この中で最も大事なのは、筋肉を増やすこと。ムキムキマッチョになることと勘違いしそうですが違います。男女ともに適度な筋肉がないと痩せたところで皮が垂れ下がって〝やつれる〟だけです。美しくなりたいのか、体重が軽くなりたいのか。明らかに前者の人が多いと思われるので、そうあれかしと、ステロイドホルモン剤が存在するわけです。

## 症状にあったものを選ぼう　人気の痩せクスリ4種類

さまざまなステロイド剤の中で、飲みクスリでの売れ筋は主に4種類です。

**ジアナボル　Dianabol**
**アナドール　Anadrol**

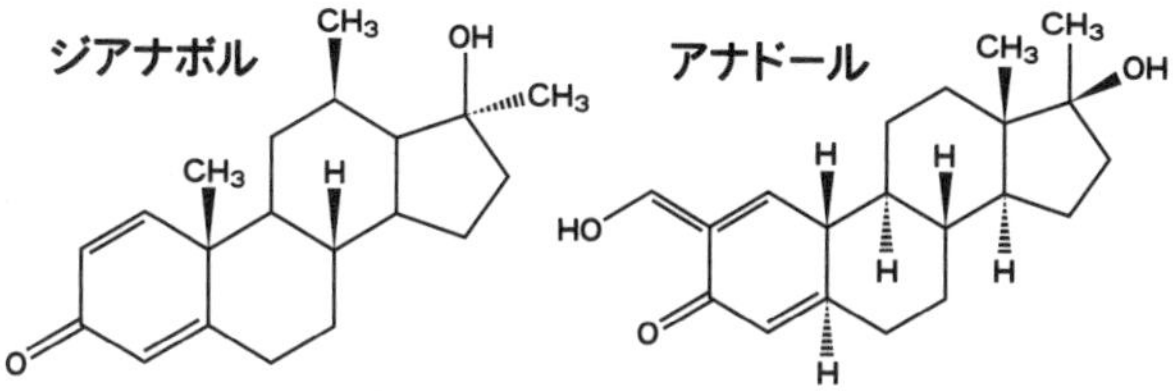


飲み合わせは危険！　ドーピング業界でもタブーとされる

## スタノゾロール　Stanozolol
## オキサドロロン　Oxandrolone

特に近年、注目を浴びているのは、ジアナボルとアナドール。ハリウッド俳優たちが体作りに使っているという話も多い薬です。それだけでなく、ドーピングを処方している医者の間でも高い効果が早期に確認できるという点で好まれているとか。

注意しなくてはいけないのは、アナドールとジアナボルの併用。効果よりも副作用ばかりが強く現れ、非常に危険です。

スタノゾロールは古株のドーピング薬です。男性向けかつ、短期間でガッツリ体を作り込みたい人向け。副作用を抑えるクスリも、クスリの動向もある程度分かっているのでコントロールしやすいと愛用されています。

オキサドロロンは、Anavarという商品名で女性にも使えると、近年登場してきたドーピング剤です。かつて、女性も使えるものとして6-OXOというクスリがあったのですが、メーカー撤退の後、商品自体が消滅して現在では入手困難。オキサドロロンは男女ともに作用が非常に穏やかで、1日80mgの服用で目立った副作用が出ないといわれています。

当然穏やかな分、効果も低いのですが、日々の運動と併せて使うことで、効率よく体を引き締める筋肉を付けるという意味では、理想のサプリメントとして振る舞ってくれます。もちろん、副作用がない…なんてのは、これらの薬業界では「健康にはただちに影響はない」程度のレベルではあるんですが（笑）。

ステロイド以外の筋肉を増強するクスリもあります。有名なのはクレンブテロールというもので、もともとは気管支喘息や、腹圧性尿失禁の薬で、アドレナリンのβ受容体のアゴニストなので、脂肪の燃焼作用もかなりあります。しかし作用機構は不明なのですが、筋肉を異様に増やす作用が知られており、かつては家畜の赤身を増やすドーピングとしても使

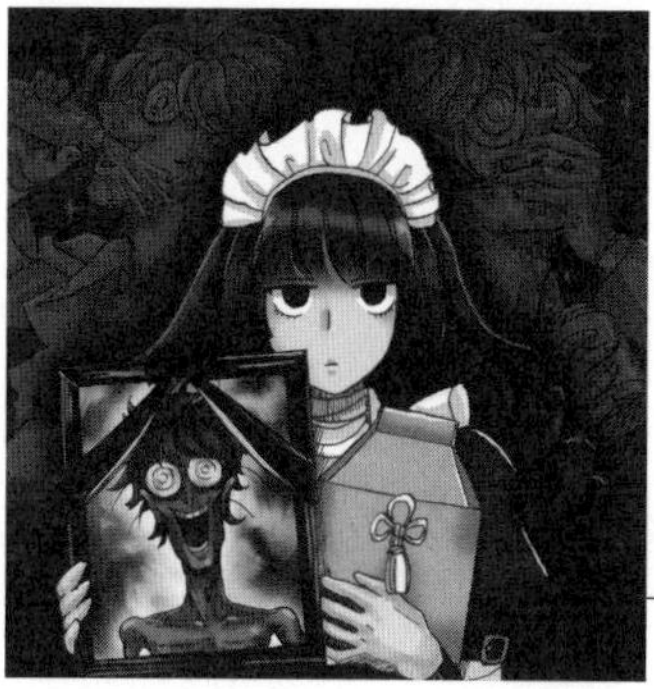

われていました。

人間の場合は1日80μg～160μgと言われており、ボディビルダーの間では、非ステロイド系ということで愛用者も多いようです。肝臓への負担は大きいみたいですが…。

食欲を下げるクスリには、強力なマジンドールやフェンテルミンなどがありましたが、現在ではアメリカでも、医者が使うのは見るからに超デブの人くらいで、ちょい太り程度の人が使うと副作用の方が問題であり、普及はしていません。

また、別ベクトルのクスリでは「メトホルミン」という成分が国内で目下認可を待っている最中です。既に高脂血症のクスリとして処方されているのですが、1日300mg以上という大容量で服用すると有意に内臓脂肪が減っていくことが確認されており「脱メタボ薬」として再デビューを待っている状態です。今後こういった脱メタボ薬がぞろぞろと…出てくるのでしょうか。

# 第21講
## 水虫を治すクスリ

### ❶ 原因菌はイロイロ　水虫ってなぁ〜に？

水虫（別名：白癬菌感染症）は菌に感染することで足の皮膚組織がやられてしまう感染症。かゆくなったり、皮が剥けたりしますが、その原因菌はさまざま。疥癬（「かいせん」。特殊なダニが原因）や掌蹠膿疱（「しょうせきのうほう」。原因不明の皮膚疾患で水虫治療薬で悪化しやすい）、紅色陰癬（「こうしょくいんせん」。細菌感染症で抗真菌薬ではなく抗生剤が効く）などと類似症状が多いのも特徴です。故に、水虫ではないのに水虫薬を投与して、元の症状を悪化させるケースも珍しくありません。結果的に自滅としかいいようがないことが多多アリマス。

水虫は水酸化カリウム（10%）で足の組織を溶かし、顕微鏡で真菌を見つけるという自己判断も可能ですが、皮膚科で診てもらうのが確実です。見事水虫であることが分かったら、治療薬を選ぶことができるわけですが、そこで自分の水虫が

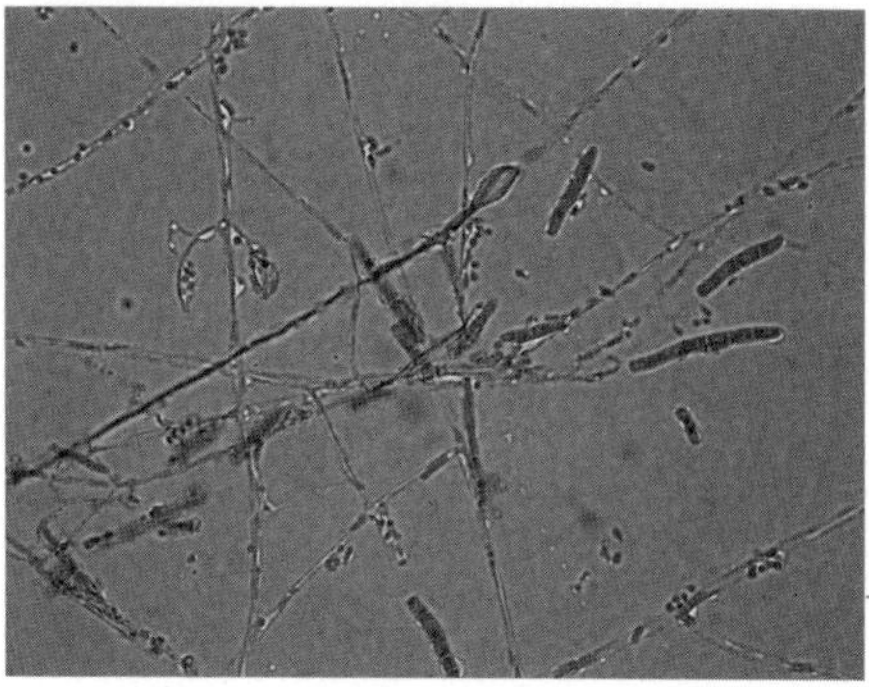

これが人間の足をむしばむ水虫菌。とにかく清潔に保つことが大事

どの程度の状態のものかを診断してもらわないといけません。案外多いのは、足の裏が痒いという安易な自己判断で水虫と思い込み、薬局売りのクソ…もといクスリを使ってしまうパターン。

## 火のないところに煙は立たない？

高齢者を除いて、大体の人の水虫の原因である真菌は皮膚の角質層に住み着いています。なので、角質層がすべて新しい組織に入れ替わるまでは毎日、抗真菌薬を塗り続ければ理論上は4〜6週間で治療は終わるという話です（※1）。

でも、おかしいですね。こんな簡単な話なのにどうして治らないんでしょ？　それはほとんどの場合、感染源が家にいるから。ちょくちょく起こる家の火災にバケツで水をかけようとも、お父さんが家中でたき火をするクセがあったら全焼は免れません。そういうことです。

ゆえに水虫治療は家族単位というのが基本となり、これが

※1…あくまでも軽度感染の話で、ツメや角質肥大を起こしている重度の真菌感染症の場合は、内服薬を服用してガッツリ治療する必要があり、治療期間は半年〜1年となる。

# 第21講

最も難しいポイントです。水虫は1度罹患すると再感染しやすいといわれていて、家や部室、スポーツジムなど、根幹部分に対策を打たないとどうしようもないのです。

家庭に感染源がいる場合は、おじいちゃん、おばあちゃんを墓に入れたり、お父さんの足を切断するわけにはいきませんから、家族との連携プレイで何とかしなくてはいけません。厄介なのは家庭外に感染源がある場合。部室やジムなどに感染源がある場合は、予防的に足に薬を塗り、家に持ち込まない努力が必要です。

予防対策には、何はなくとも衛生的にするのが大事。白癬菌は人の足から剥がれ堕ちた角質に棲息し、別の人の足の裏に貼り付くタイミングを窺っています。そして運よく感染に成功した真菌は新たな世界に家を建てるぞー！　となるのですが、家を建て終わるまでにはおおむね24時間かかります。つまり、24時間に1度石けんで綺麗に洗っておけば感染はしないということです。

水虫を治すクスリ

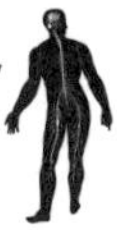

が、完璧にこなせないのが人間。故に科学の力でカバーするのです。簡単な対策としては抗菌スリッパがオススメです。千円前後の病院用スリッパを買っておけば、大体ハズレはありません。1番の感染源に被せるもよし、自分が履くもよしです。

## 水虫を治療するにはどんなクスリが必要？

気を付けていたにも関わらず、感染してしまった場合はクスリで治すしかありません。そこで、注意してほしいのが、薬局クスリ。これは全く話になりません。成分自体が猛烈に古く、有効成分もカスのようなものが大半で、おまけに激烈に高額。一方、処方薬なら保険も適用されるので、1か月分の薬価も2千円を超えることはありませんし、最新のよく効くクスリを出してくれるので安心です。

少し前まではイミダゾール系のミコナゾールやエコナゾールといった薬剤が多かったのですが、近年出てきた「カルバ

# 第21講

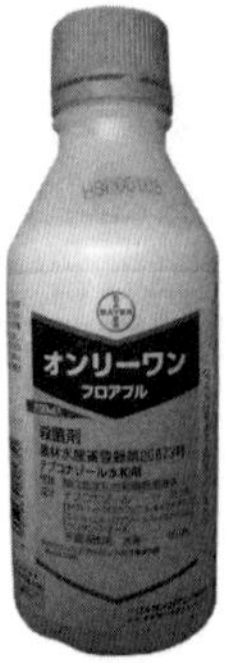


テブコナゾールを含む農薬を
床用ワックスと混ぜれば床が
ピカピカかつ無菌状態に

ミン系抗真菌剤」は、それらをぶっちぎって高性能（1日1回で広範囲の真菌に効果絶大）。リラナフタートやトルナフタールといった成分でできており、クリーム剤とチンキタイプがあります。クリーム剤をまんべんなく患部に塗り、ツメや角質が厚い部分にチンキをたっぷり塗るという方法を徹底すれば、1か月で治療可能です。

## アリエナイ式凶悪水虫治療

さて、いつものように教科書通りの話をした後は、反則、外道、アリエナイ。そんな無茶な科学の力をブン回し、多少の危険は無視して強行突破する方法をご紹介。

水虫の原因真菌はトリコフィトン、メンタグロフィテスの仲間が大半です。であれば、別に人間に対して安全性が確認されていないものでも、殺菌作用の応用が利くわけです。その代表が「チアベンダゾール」。海外から輸入される柑橘類のワックスに多く使われている強力な抗菌剤で、人間の水虫

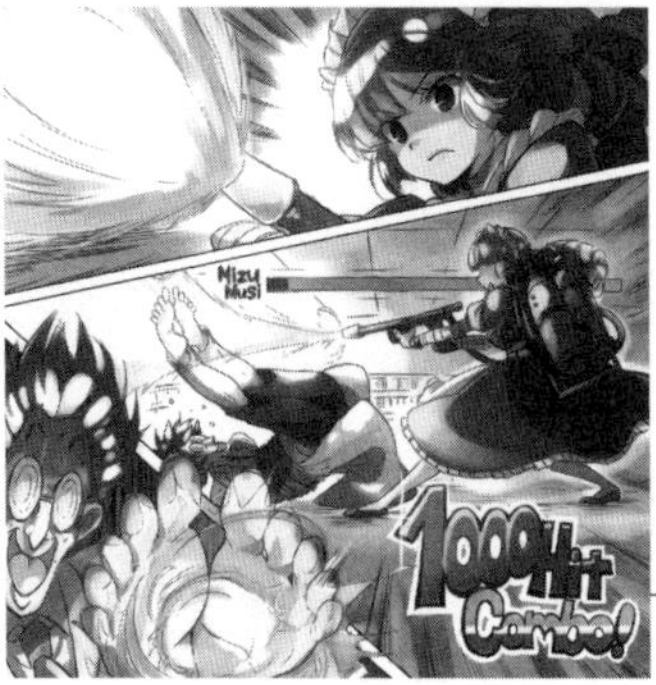


にも効果があります。ごくまれに薬剤アレルギーを引き起こすことがある以外、人体には基本的に無害です。このワックスをアルコールに溶かしたものが案外身近なものとして売られています。それがエアコンのカビ止め剤。日本では2、3社しか売られていませんが、ネット通販で簡単に入手できます。

　また、農薬として手に入る「テブコナゾール」も効果が高く、床用ワックスなどに混ぜることで床全体を殺菌仕様に改造できます。

　エアコンのカビ止めスプレーを靴やスリッパに噴霧するだけで、即抗菌仕様！　殺菌ワックスで墜ちてくる角質ごとブチ殺し！　これがお手軽かつ強力な水虫対策の新機軸…というほど安全性が確保されていませんので、「お試しアレ」とはいいません…でも可能です。

# 第22講 屋内カビに効くクスリ

カビというのは世界中のほぼすべて、どこにでも存在する生命であり、たとえ冷蔵庫の中でもしっかり成長します。しかし、最適な環境とそうでない環境があり、人間に害を及ぼす前にカビの環境をコントロールしてやることで、十分室内のカビ発生を防ぐことができます。そして、カビに対して効果があるという薬剤についても、使い方を誤ると全く効果がなくなってしまうので、その辺も改めてチェックしておきましょう。

## ❶カビとは真菌のこと　6万8千種もある

まずは敵を知らねば話は始まりません。カビは真菌というグループを総称して使う曖昧な言葉で、実際は不完全菌類、子嚢菌類、そして担子菌類の一部と酵母など、人間の目に付くところで繁殖する真菌類をまとめてカビと呼びます。その数はざっと6万8千種類もあり、多種多様な環境に多種多様なカビが存在しているのです。その中でも、細胞が連なって

## 真菌の分類

| | |
|---|---|
| 担子菌類 | キノコの大部分 |
| 鞭毛菌類 | ミズカビ、ツボカビなど水中カビ |
| 接合菌類 | クモノスカビなど乾燥を好むのが多い |
| 子嚢菌類 | ハンゼヌラなどの酵母の多く<br>不完全菌類食品や家屋に発生する大部分のカビ |

数珠のように繋がった糸状菌と、単品でいる酵母はあくまで形態的な呼び名であり、分類上では重要ではない

いる多細胞のものを糸状菌、単細胞でバラバラで暮らすものを酵母と区別しています。水虫の原因菌である白癬菌も真菌ですし、風呂場の黒カビ（クラドスポリウム属）も真菌、醤油や味噌の発酵を手伝うのもアスペルギルスオリゼーも真菌、カマンベールチーズの表面もペニシリウムの仲間でこれまた真菌、つまりすべてカビなんです。

我々は多様な環境に多様な暮らしをしているわけで、生半可な対策ではあらゆるカビがゆっくりと屋内へテリトリーを拡大していきます。家が経年劣化でゆっくりと傷んでいくのもまたカビ（＋細菌）ですし、木材だけでなくコンクリートを食べるカビもいるほどです。またコクシジオイデス・イミチスのように、自然環境より人間の体内のほうが環境が適合し、その結果、爆発的に増殖。全身を腐らせ死に至らしめる、まるでフィクションから飛び出たような恐ろしい人食いカビも存在します。

# 第22講

## 目に見えるカビは簡単に死ぬが再発する

さて、ありとあらゆるカビを限られた誌面で語るには無理があるため、あくまで生活に密着したカビ、その中でも風呂や水回り、エアコンの中のカビについて解説していきます。

まず、目に付くカビ全般にいえることは、乾燥やアルコールで十分に死ぬということです。消毒用アルコールは約70％のアルコール（エタノールやイソプロピルアルコール）が含まれていますが、カビや細菌を殺すには2.5倍に薄めても十分です。消毒用エタノールはスプレーで買うと割高なので、広範囲に使う場合は少なくとも2倍に薄めても殺菌力は落ちません。ただし、使用する際には換気と火気には注意しましょう。

そして、風呂場のカビに関しては、次亜塩素酸ナトリウムで十分に殺せます。いわゆるカビキラーのような泡状の次亜塩素酸ナトリウムを定着させ、十分に乾燥させればＯＫです。

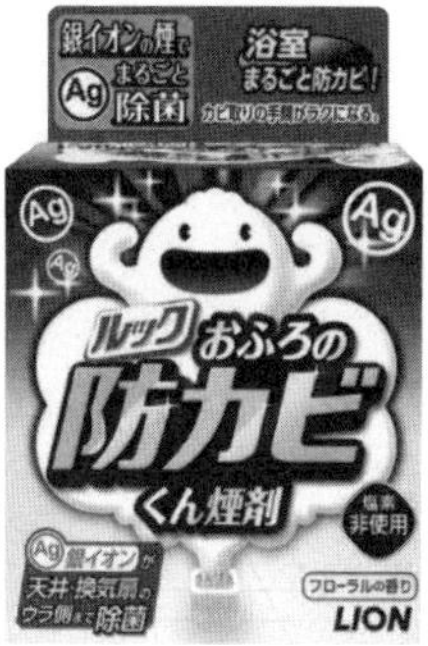


細菌発売された燻蒸型の防カビ剤。価格は500円程度。1～2か月効果が持続するが、水がかかる部分は流れ落ちやすいので過信は禁物だ

しかし、しばらくすると「また同じところにカビが…」ということも少なくありません。これは、前回取り残したカビが復活してきたか、カビが生息しやすい環境であるがゆえに、再び同じカビが生えているということが原因です。カビの駆除は難しくなくても、気が付くとカビだらけ。ここを改善しなくてはいけません。つまり、カビが好む環境を壊してやることこそが、カビ対策の最大のポイントです。

幸いなことに、防カビ剤はさまざまな製品が発売されており、用途に応じて使い分ければ、カビを抑制できます。さらに、風呂場に関しては近年発売された燻蒸型の防カビ剤がなかなかいい仕事をしてくれます。すべてのカビに…とまではいかないものの、高い殺菌性を誇る銀イオンを、定着剤とともに煙にして撒くことで、風呂場はもちろん換気扇や換気口の中すべてに長期間防カビ効果をもたらします。

風呂場のカビを徹底的に駆除するには、次亜塩素酸ナトリウムの泡スプレーをしてよく乾燥させ（タイルは可能であれ

ばヒートガンで加熱殺菌すると、相当な殺菌効果が期待できる）、換気扇などはアルコールで拭き掃除を行います。隅隅まできれいにした後は、燻蒸剤でだめ押ししましょう。この連係プレーをしてはじめて、風呂場のカビを一掃できます。

## 洋服や水回りのカビはプロ製品で殺菌

実はもっとガチの防カビ剤も売られています。ただ、その多くはドラッグストアでは売られておらず、ホームセンターの農薬や塗料、エアコンコーナーの片隅にチーンと置かれているだけです。そのため、存在を知らない人も多いでしょう。見た目も「防カビ剤」や「防カビスプレー」と書かれただけの、不親切さ満点のプロ仕様となっています。実際に、エアコン業者とかが裏ワザで使っているシロモノだけに、一般向けではないのですが、使い方を知ればなかなか使えるものばかりです。

特に使いやすいのが、農薬コーナーに売られている防カビ

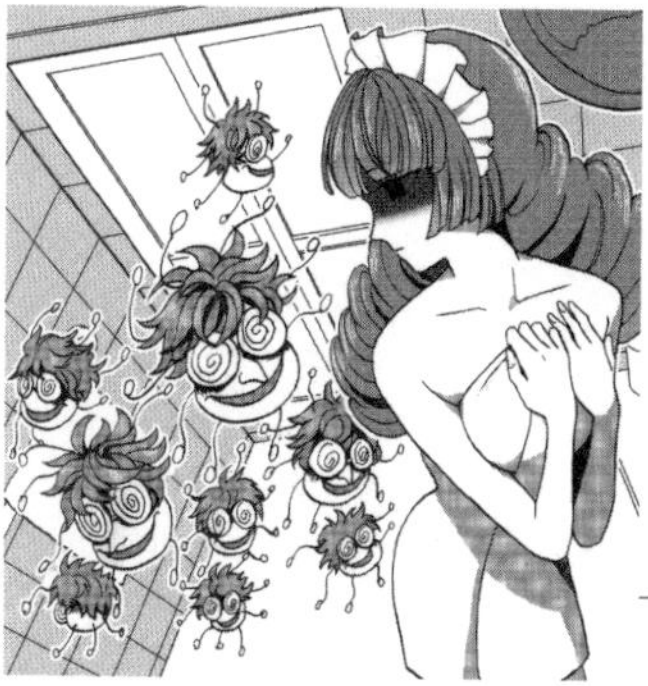

剤（防ばい剤ともいわれる）。真菌性の植物の病気を避けるために、さまざまな薬剤が売られています。農薬、つまり食品に付着することを念頭に作られている成分を使っているので、きちんと使用すれば極めて高い防カビ殺菌性を発揮し、おまけに毒性も少ないと、いいことづくめです。

その中でも「ダコニール」と「イチバン」という製品は、液体なので使いやすくオススメです。イチバンは溶剤に溶けていて樹脂浸透性が高いため、筆などでカビが発生しやすいポイントに塗っておくと、中まで浸透して強力に殺菌します。ただし、当然、仕様保証外の使い方なので、シリコンゴムを分解するなど、思いがけない悪化を招くこともあります。目立たないところで実践してから、自己責任で使いましょう。

# 第23講 食品カビに効くクスリ

次は食品のカビを退治する話です。ズバリ、「保存料とはカビや細菌と戦うクスリである！」。

## 世の中で使われている有用な防腐剤をご紹介

では、実際に使われている防腐剤の中で、最近はどのようなものが有名なのかを軽くご説明。

**・ソルビン酸カリウム**

植物の「ナナカマド」の中に含まれるパラソルビン酸というポリマーが由来で、ナナカマドが細菌汚染に非常に強いことから研究され、現在のソルビン酸が使われるようになりました。

ちなみに、酸の状態では食品の味を変えてしまうので、カリウム塩として中和された上で使われています。ソルビン酸は細菌が乳酸などの有機酸と間違えて有用なものだと取り込んでしまい、その結果、細菌が代謝できず増殖できなくなってしまうというのが、防腐剤たるゆえんです。一方、人間は

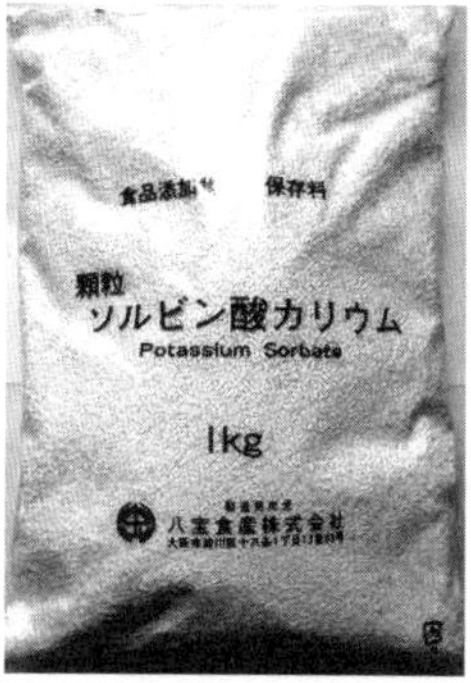


ソルビン酸カリウム。細菌は栄養と間違えて体内に取り込むが、代謝できない物質のため増殖が止まる。形状は白い顆粒状の物質で、人間に対する毒性はない。

ソルビン酸で有害作用が出る臓器がないため、基本的に無毒と考えてＯＫです。当然、腸内細菌は一部ソルビン酸を食べて具合が悪くなるでしょうが、腸内細菌の総量から考えれば無視してもいいでしょう。ちなみに、LD50（半数致死量）は7.4～12.5g/kgといわれており、食塩は4g/kgなので、塩より安全といえます。

**・白子蛋白抽出物**

最近地味に使用量が増えている成分。塩基性蛋白質の１つで、その名の通り魚の精子に含まれている成分です。何で防腐剤が魚の精子に含まれているかというと、魚は体外受精、つまり、卵にオスが精子をぶっかけて受精させます。当然、精子は水や海水に触れるため、雑菌の汚染が速効起きて使い物にならなくなるリスクがあるのです。そこで精液自体に、抗菌性の蛋白質が含まれることとなったわけ。白子はサケなどの魚から無尽蔵に取れるので、そこから抽出加工して使われます。そして蛋白質なので栄養とすることができ、人間に

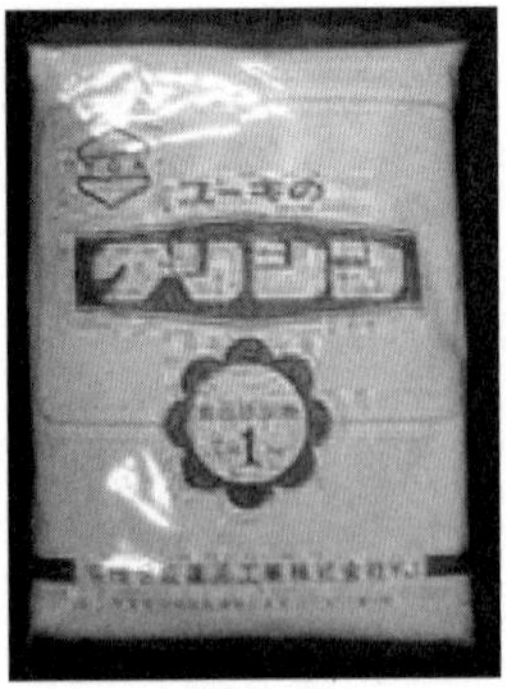


グリシン。低分子のアミノ酸で静菌作用がある。醤油や米飯との相性がよいため、夏場の弁当には最適だ。快眠作用はあるとかないとか（笑）

は完全に無毒。また、腸に届く前に分解されるので、常在菌にすら無害です。

**・グリシン**

非常に低分子のアミノ酸で淡い甘みがあり、醤油やご飯に入れるとおいしくなります。静菌作用があり、最近は快眠サプリとしても売られていますが、快眠作用はかなり怪しいものです（笑）。毒性は、ただの低分子アミノ酸なのでありません。LD50は7.9g/kgと、これまたないも同然な数値です。

## 安心&安全に！　ご家庭での使い方

それでは、実際にこれらを使ってみて、安全性・有用性を確かめてみましょう。まずは保存料を家庭に応用する方法を紹介します。

**・ソルビン酸カリウム**

顆粒の状態で売られており、袋を開けると湿気てしまうので、必ず気密性の高い瓶などに入れ、乾燥剤を添えて保管し

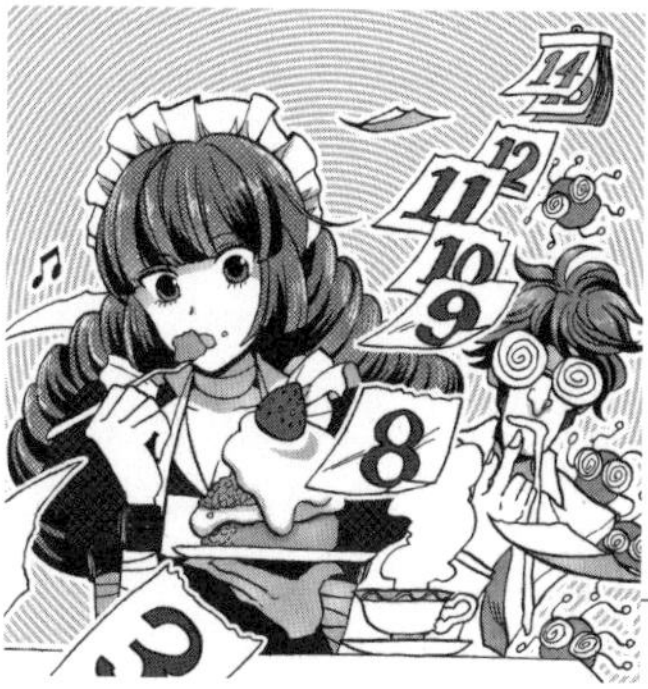


て下さい。

使い方は簡単。特に肉料理や煮物には最適で、家族４人の料理として１鍋が１kg程度と考えると、最大３ｇまで入れることができます。３ｇは小さじスプーン１杯程度ですが、そこまで入れなくても、ひとつまみ入れて混ぜておくだけで、一晩冷蔵庫に入れ忘れても大丈夫なことが大半です（当然夏場は冷蔵庫に入れた方がいいですが）。

**・グリシン**

グリシンはアミノ酸のため入れる量は適当で問題ありません。特にご飯との相性がよく、２合につき、小さじ１杯（５〜８ｇ）程度を入れておけば、夏場でも１日お櫃に放置しても変な臭いがしない程度には静菌作用があります。とはいえ、過信しないで冷蔵庫に入れた方がベター。冷蔵保存の場合は通常の保存より倍くらい長持ちすると考えてＯＫです。

# 第24講 催涙剤

催涙剤といえば、防犯グッズの代表格でもある催涙スプレー。警棒やスタンガンのような訓練もほとんど不要で、一瞬で相手の行動を制圧してしまいます。まさに非殺傷兵器の鑑。そんな催涙剤も実はメーカーによって中身が微妙に異なり、モノによっては人間にさえ効果がないことも多々…。そこで、チョイスミスをしないように、催涙スプレーを選ぶ時にも役立つ情報が満載…かは分かりませんが、一撃で後遺症も特に残さず痛みだけを与える化学物質を掘り下げていくとしましょう。

## ❶ 用途によって使い分けよう　催涙剤の種類と歴史

現在主流の催涙剤は、OC、CN、CSという3つの成分で表示されていることが多く、軍用になるとさらにCRとPAVA（※1）が追加されます。とまぁ、コードネームでいっても仕方がないので、各催涙剤の成分を紐解いていきましょう。

※1…PAVAは若干の毒性があり、同じく毒性のあるクロロピクリンと一緒に催涙剤として使用を制限しようという国際的な動きがあるそう

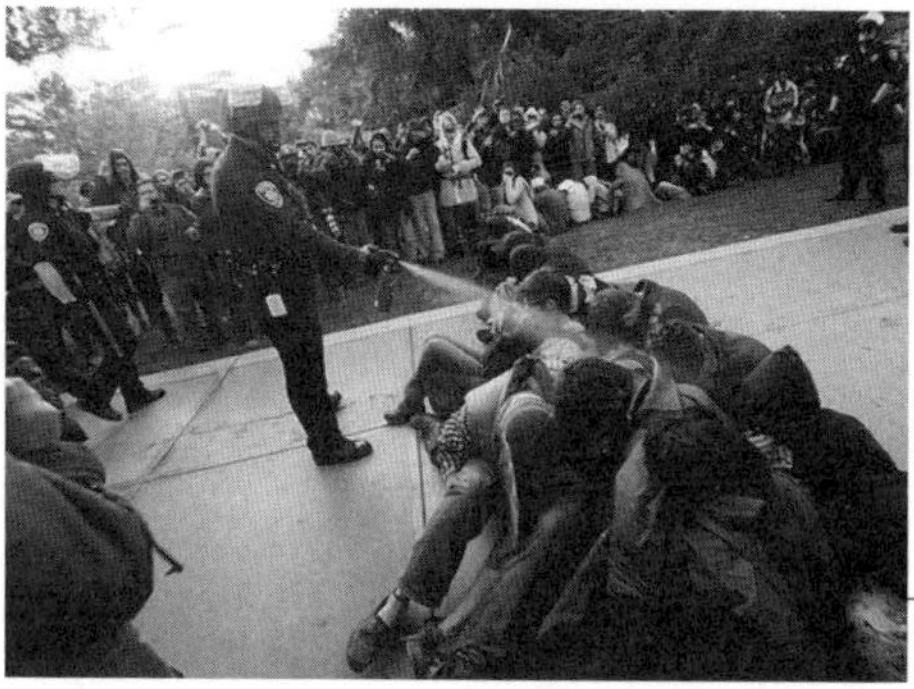

座り込みのデモを起こした無抵抗な学生に対し、催涙スプレーを容赦なく振りまく警官。この催涙スプレーはトウガラシ入のOC

まずはＯＣ。これはトウガラシやカプサイシンのことを指します。植物を使っているため、自然派の天然由来で体にやさし〜い（笑）かどうかはさておき、動物と人間に分け隔てなく刺激を与えられます。安価で最も多く使われているのですが、辛い料理を食べ慣れている人には効きにくく、薬物中毒などで痛覚の鈍っている人にはあまり効果がない場合があります。

そこで作られたのが、ＣＮガス。第１次世界大戦中に開発され（実用化は第２次世界大戦）、現在も使われている高性能な催涙剤です。中身は香料の原料に使われるような、安価なアセトフェノンを塩素化するだけで得られる、２-クロロアセトフェノン。刺激性はトウガラシの比ではなく、液体が皮膚に触れただけで、火傷のような痛みを起こします。自分も過去に何度か作りましたが、部屋に１滴落ちているだけで、劇的に目が痛くなるというなかなかの代物です。

そんな威力を持つＣＮガスですが、高温高圧で分解されて

# 第24講

しまったり、効果時間がやや短いという欠点があります。そこで、さらに強力な刺激性と耐久性を求めて作られたのが、CS。成分は、2-クロロベンジリデンマロノニトリル。舌をかみ切って死にそうなくらい長い名前ですね。これは1960年に開発されましたが、近年では刺激性が高過ぎて、肺や粘膜に後遺症を残すのでは？　と問題視されています。それでも死ぬようなことはないので、現在も軍用の第一線催涙ガスとして活躍中です。映画『ターミネーター2』で催涙ガスランチャーでバンバン飛んできたのもコイツになります。

ただ、CNとCSは動物には効果が薄く、特にクマには効き目がないどころか、興奮させてしまい逆効果。故に、山歩き用の催涙スプレーはOCをベースに、コショウの成分であるピペリンが含まれているのです。

## ❻ 運用方法で効果が変わる　催涙剤のタイプは全3種

CNやCSにせよ、合成された成分自体が別に液体ではな

催涙剤

い（大体が結晶）ので、パウダー状、ミスト状（放水型とも）、スモーク状の3タイプで状況に応じて使い分けられます。

パウダー状のものは雲母粉とCN（CS）、結晶粉末を7：3の体積比で混ぜたものを、高圧ガスでバラ撒きます。雲母に付着した催涙成分が低距離広域に拡散するため、ターゲットにまんべんなく付着。そして目をこすると症状が悪化する、という状況を作れます。ただし、ガスマスクではろ過されてしまう弱点も…。

続いてミスト型ですが、これは防犯用にも使われているタイプで、5～10％程度に溶かしたジクロロエタンやヘキサンなどの溶剤を、殺虫剤よろしくスプレーします。中距離制圧効果が高く、ガスマスクも専用のものでないと、すぐにやられてしまいます。

最後は超広域攻撃が可能なスモークタイプ。四塩化チタンなどを空気中の水分と反応させ、コロイドと混ぜます。そして、フロンなどの高圧ガスで噴射。重く空気と混ざりにくい

# 第24講

強烈な刺激性を持つガス雲が襲いかかるという形になり、時には逃げ場さえ奪ってしまいます。

## 実のところは…不明　催涙剤のメカニズム

催涙剤はどうして効くのか？　それは刺激性があるから、としかいえません。これ以上の生理学的な答えが出ていないという、ひどくお粗末な話なのです。何か知らんが、すげー痛い割に後遺症もあんまりないから使っちゃえ！　ということ。

一応、専門的に説明すると、粘膜にある粘液腺の数と催涙剤の効果が比例するのではないか？　といわれています。実際に粘膜組織あたりの粘液腺の数がヒト∨ネコ∨イヌ∨ネズミの順になっており、ヤバイと感じて逃げる最低濃度の感度順でもだいたい当てはまるでしょう。

催涙剤で皮膚に痛みを感じる度合いが、動物よりも人間の方が圧倒的に高いのは、皮膚全体にある汗腺に入り込んだ成

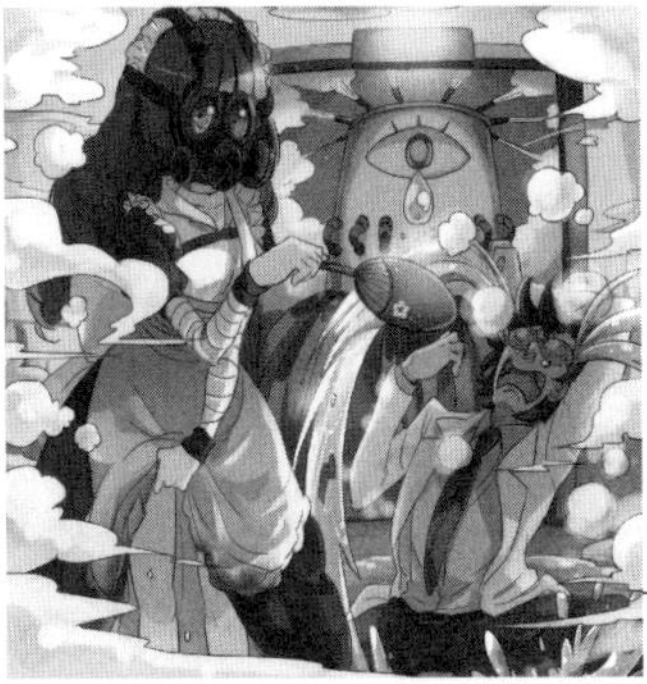

分が、汗腺を取り巻く神経に痛み信号を与えているから。そして、粘膜には一定以上の刺激があると異物を排出しようと分泌活動が過剰になります。そしてさらに免疫活性化が起こり、炎症に近い状態になってしまうのです。これは風邪の時に咳が出るのと同じで、何らかの生理現象を引き起こすトリガー、ないしは受容体が存在するからではないか、とも考えられています。

# 第25講 お腹が痛くなるクスリ

今回はお腹が痛くなるクスリのお話。いわゆる下剤です。映画などで嫌な敵キャラが、飲み物に下剤を盛られ、お腹を急降下させつつ、トイレにこもるシーンをよく見ます。ですが、あのお腹を痛くしているクスリって何なのでしょう?

## ❶ なんであんなに痛いの?　腹痛発生の基本システム

下剤だけに限らず、腐ったものや刺激の強いものを食べると、お腹が痛くなるわけですが、実は我々が感じる痛みの中でも、腹痛はちょっと別種の痛み。

手足を怪我して傷から感じる痛みや、体内で炎症や神経圧迫が生じた際の痛みなどは「体部痛」と呼ばれています。一方腹痛は、内臓の障害から生じるもの。しかし、飲み込んだものがどこにあるかを明確に感知できなかったり、胃の中の味が分からなかったりといった具合に、内臓には神経がありません。まさにのど元を過ぎれば熱さを「感じない」のです。

しかし、痛みを感じないから放置しておくほど人間の体は

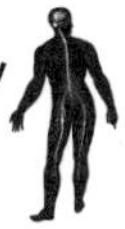

アホではありません。内臓に異常収縮が起こると、それを「痛み」と感知するシステムになっています。この痛みこそ、腹痛の正体「内臓痛」。ピンポイントで痛みを感じるのではなく、ぼんやりと広い範囲で痛みを感知するのが特徴です。

## お腹の悩みは人それぞれ　自分にピッタリの下剤探し

出過ぎて困る人、出なくて困る人、ウンコは人々の悩みの種として結構なウエイトを占めるようです。薬局の棚には、数多くの下剤が取り揃えられており、食物繊維だけで快便を促すもの、神経を刺激するものなど、さまざま。ムカつく上司のコーヒーに食物繊維を入れたところで上司が快便になっていては話にならないので、きちんと勉強しておきましょう。

下剤には「浸透性下剤」「自律神経系下剤」「刺激性下剤」の3種類が存在します。浸透性下剤というのは、にがりのような塩類で、主にマグネシウム塩が主体。ナトリウムなどは腸壁から吸収できるイオンなのですが、マグネシウムは腸壁から吸収できないという性質があります。それにより、浸透圧を高めようと腸液の分泌が増加することで、腸内の水分量も増え、結果的に便を押し流します。

お次は名前が仰々しい、自律神経系下剤。腸の動きに関係している自律神経系を労る薬で、ビタミンの一種である「パンテチン」が使われています。効き目が穏やかな代わりに、便秘改善に一定の効果があるので、浸透性下剤と合わせて便秘治療の1番最初に試すとよいとされています。ただし、一応神経に働くため、高脂血症や弛緩性便秘、抗生剤による便秘には使わない方が無難でしょう。

そして、3番目の刺激性下剤。これこそ映画やアニメでおなじみのアレです。刺激性下剤は、腸を刺激するのではなく、腸で吸収された、その先の神経を刺激します。市販薬ではフェノールフタレイン系とアントラキノン系に分かれており、フェノールフタレイン系に関しては、強力なヤツが市販薬で売られています。しかし、日本で販売されている下剤は、変

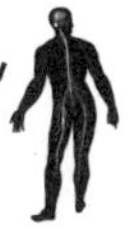

な味や色が付けられていることが多く、飲み物に大量に入れると速効でバレてしまいそう。大量に盛るのであれば若干の知恵が必要でしょう。

## 大さじ1杯で大人もイチコロ　拷問級下剤はお近くの薬局で

しかし、これらを上回る刺激性下剤が薬局で購入可能です。それが「ひまし油」。ひまし油はトウゴマという植物から搾り取った油であり、その猛烈な下痢を引き起こす作用から、ナチスが拷問用に使ったという記録があるほど。ひまし油は、十二指腸で膵液に含まれる消化酵素の「リシノール酸」と「グリセリン」に分解されます。市販薬の刺激性下剤は大腸を刺激するのに対して、リシノール酸は強力な小腸刺激性を持ち、小腸を不必要なほど蠕動運動させます。またグリセリンは水を抱え込む成分なので、水をどんどん吸い集めて便を増やしていきます。

ちなみに成人男性の場合、たった大さじ1杯、子供であれ

第25講

# 義理チョコならぬ 下痢チョコに愛を込めて

**下痢（義理）チョコの材料**

- ●チョコレート…板チョコでも何でもOK
- ●ひまし油…薬局のひまし油にはハッカの香りが付いていることが多い。日用品コーナーにある、手を加えられていないものを選ぼう
- ●乾燥卵白…なくてもよい

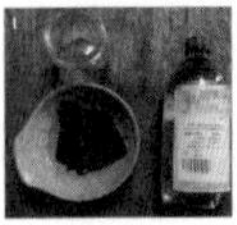

チョコ+ひまし油を用意しよう

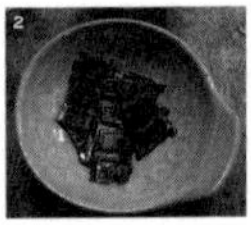

溶かしたチョコに10%のひまし油を混ぜる

大さじ3杯分の下剤入りチョコドーナツの完成!

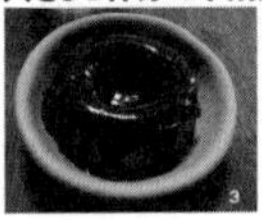

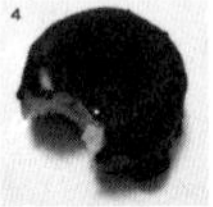

食べた数分後、トイレに駆け込む結果に

ば小さじ1杯で非常に強力な下痢が起こります。

## チョコにちょこっと注入　嫌な上司にプレゼント

というわけか、どういうわけか、分かりませんが、下剤入りのお菓子を作ってみます。シャレにならないほど強力なので、本気で誰かに食わせたりしないようにね！　作り方は簡単です。チョコレートを耐熱性の容器に入れ、電子レンジで加熱。溶けたチョコレートに乾燥卵白をほんの少し混ぜると融点を上げて、溶けにくいチョコを作ることができますよ。溶かしたチョコに、10％重量ほどのひまし油を加えましょう。ひまし油は無味無臭の油で、チョコレートによく混ざります。10％以上入れると、固化しにくくなるので要注意。今回は、転がっていたドーナツにかけて、チョコドーナツ風に仕立てて完成！

それでは、油脂を足したことで味が悪くなっていないかを確かめるべく、非常に怖いのですが、実食。モグモグ…モグ

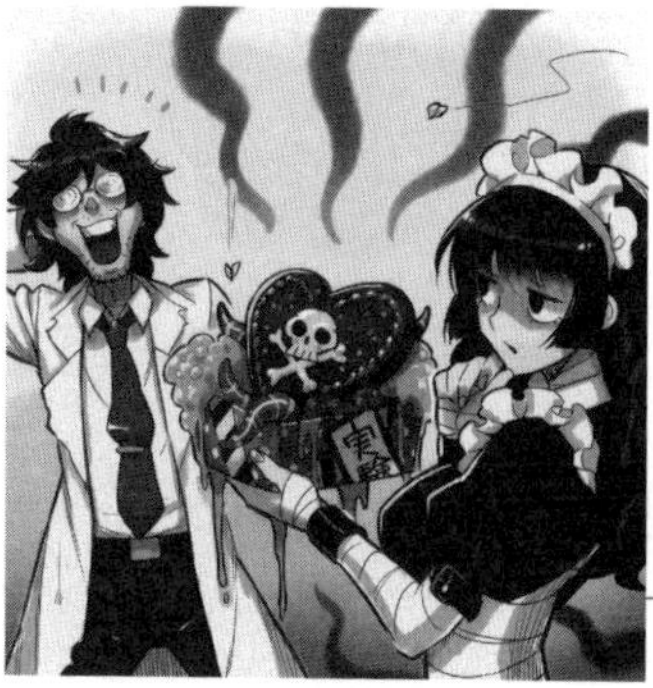


…美味しい！10％程度では味に変化なし！　ちなみに、使用したひまし油は大さじ3杯程度になるので、完食するとやばそうです。これなら手作りの愛情と悪意を同時に伝えることが可能でしょ…う、何だか、お腹が……うおおおおおおおおおおおお。こ　れ　は　ひ　ど　い。

このひまし油でお腹を下すのは冗談のようですが、ナチスドイツやムッソリーニ率いるイタリア軍が拷問に使っていたという記録も残っているくらいに壮絶です。

ちなみにひまし油は肌に塗る保湿油としては非常に優れています。皮脂の過剰分泌を抑え、悪臭を作りやすい日和見菌を抑えるなどが知られています。また、皮脂よごれをよく溶かすため、化粧落とし油として使うと保湿効果と美容効果が同時に得られるとして重宝されています。入手はキャスターオイルなどでネット検索すればすぐに出てきます。

もちろん体質によっては合う合わないはあるのですが、試してみる価値はあるかもしれません。

# 第26講

# 「胃」に効くクスリ

## ◐薬局で販売する胃腸薬の種類

胃腸薬というのは、実は医薬の世界では存在しないカテゴリーに含まれます。酸を中和して胃の負担を減らすクスリなのか、胃粘膜を保護して治すのか、胃酸自体を減らすのか、健胃薬、整腸薬、栄養剤諸々の用途別に使い分けられます。病院では患者の訴えに合わせて処方するわけですが、どうしたことか薬局では、多種多様な働きの薬剤を「お腹のクスリ」として一括でまとめて、ロクな説明もなく売られています。もちろん説明書を読めば細かい話は載っていますが、買う前に分からないとくれば意味がありません。

薬局の「おなかのクスリ」コーナーに並ぶ薬剤は、おおまかに数種類の役割で分けられています。1つずつ見ていきましょう。

**●漢方ベースの消化促進の働きをもつもの**

パンシロン　キャベジン　太田胃散　アバロンなど

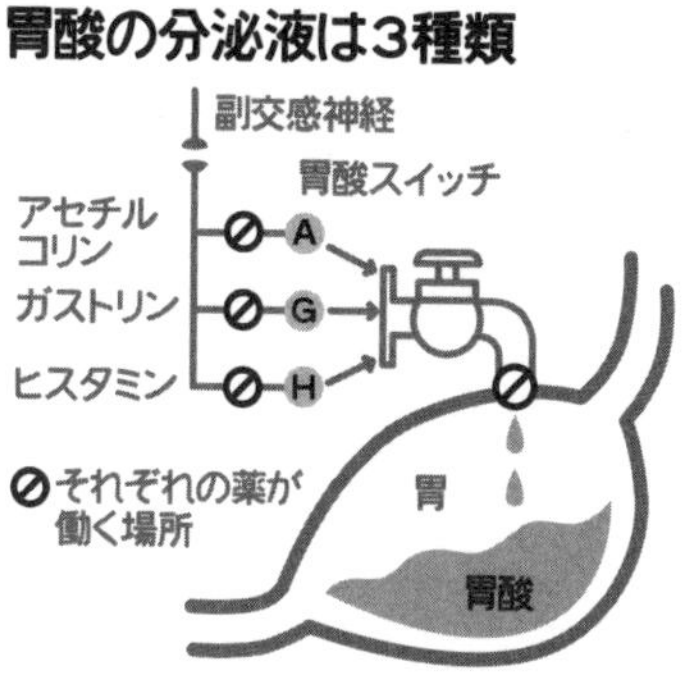


胃酸には３種類の分泌液スイッチと、それに対応した阻害薬が存在する。阻害薬を服用することで胃酸の調整を行うのだ

ウイキョウやチョウジ、カンゾウなど漢方っぽい名前の植物に、炭酸水素ナトリウムや水酸化アルミニウム、炭酸マグネシウムといった胃酸を中和する成分が入っています。実際の効果は出過ぎた胃酸の中和が目的なので、食後に飲むと効果的。ただし、飲み過ぎると胃酸の働きを抑え過ぎて消化不良による腹痛、そして常用することで胃酸のコントロール機能を失い、飲まないと食後気持ち悪くて仕方ない、半ば中毒のような依存性が出てしまいます。頼り過ぎるとロクでもないクスリの代表格なのです。

**●胃粘膜を保護するもの（粘液分泌促進薬、粘膜抵抗強化薬）**

セルベール　スクラートなど

胃粘膜保護剤として古くから処方薬で使われています。特にテプレノン（セルベックス（処方薬）／セルベール（薬局薬））は空腹時の胃の不快感を改善するために使われます。

薬局薬としてはスクラルファートも幅を利かせていますが、特に食事中のカルシウムと反応して頭痛や吐き気などを起こす成分に変化してしまうので、使いにくいのが欠点（胃が荒れている場合は市販薬ではかなり優秀）。頭痛薬を飲むと胃が痛くなる人やロキソプロフェン（ロキソニン）のような胃の負担が大きいクスリを飲む場合にも使える便利な存在です。あくまで胃壁を保護するだけなので、食事とはあまり関係がなく「効かないクスリ」という認識の人もいるようですがお門違い。そもそも食後に気持ち悪くなること自体が異常事態。それをごまかすより根本的な治療が可能なこれらのクスリをうまく使うことが大事。処方薬ではレパミピド（ムコスタ）が主流です。

**●胃酸の分泌を抑える**

ガスター10　アシノン　アバロンZなど

胃酸はpH1.5～2というかなり強力な酸を持ち、しかも塩酸が含まれています。つまり、体内にトイレ掃除用の洗剤と大差ない酸が入っているということ。なので、胃には強力な酸を入れても大丈夫なように、より強力な粘膜分泌組織があ

## 胃に効くクスリ

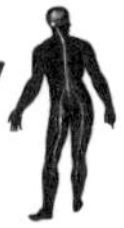

ります。しかし、こうした酸からのバリアが何らかの影響でストップしてしまうと、胃は自分の酸で自らを分解して組織を破壊。特に空腹時、胃に溜まっている酸が悪さをすることが多いので、この酸をどうこうすることで、胃が再生する余地を与えるのが、胃散の分泌を抑えるクスリの役目。

ただし、胃酸自体をガッツリ抑えてしまうので、食前に飲むと胃での消化ができなくなり、腸消化に送られてしまいます。人によっては別の腹痛が起きかねないので、服用のし過ぎにはご注意を。

そして、胃酸の分泌は3種類のスイッチでコントロールされています。上位神経から、アセチルコリン動作、ガストリン動作、ヒスタミン動作。加えて酸の蛇口であるプロトンポンプがあります。それぞれに阻害薬が存在し、プロトンポンプ阻害以外のクスリは薬局で売られています。ヒスタミンは皮膚の下ではかゆみ信号として使われていますが、胃ではH2（ヒスタミン2）受容体というものがあり、そこを阻害する

# 第26講

ことで胃酸スイッチが押され過ぎるのを防ぎます。当然他のルートが残っているので全部を遮断するには蛇口に栓をしなくてはいけないのですが、市販薬でそれはできないことになっています。

また、胃粘膜保護剤と相性がいいクスリも多く、テプレノンとＨ２ブロッカー（ないし抗ガストリン薬）を併せて使うと、軽度の胃炎なら市販薬で治せてしまいます（１週間飲んでどうにもハッキリしない場合は病院へ）。ストレス性の胃炎や、朝起きて胃から異臭がする人は、逆流性食道炎や軽度の胃炎の可能性大。その場合は市販薬で治療できます。

## ❶ 症状別・市販薬でお腹を何とかしよう

市販の胃腸薬は割と優秀なクスリが揃っているので、使い方を再度復習しておきましょう。

まず、食べ過ぎて食後に胃が気持ち悪くなった場合は、過食によって胃酸が出過ぎて制御を失っている状態。とりあえ

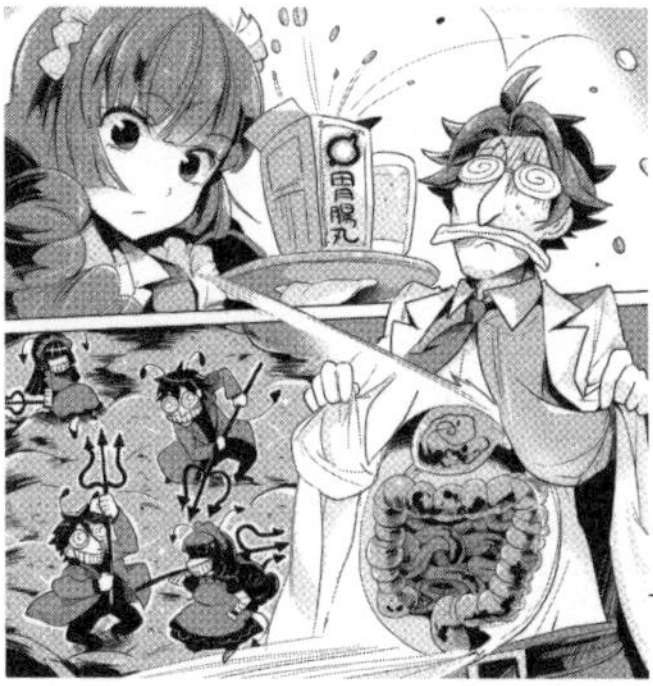


ず漢方臭い制酸剤を飲んでおけばＯＫ。あくまでたまに飲むからいいのであって、毎日使わないと胃が不快…というのは病気なので病院行き。

　そして、空腹時に不快感、朝起きて異臭、そういった胃の炎症には胃粘膜を再生させてやることが大事。当然、暴飲暴食を避けましょう。特にアルコールは粘膜の粘液を溶かしてしまうので禁物。飲むとしても度数の低いビールなどを少量にしておくなどの節制が必須です。そして消化吸収のよいものを食べましょう。辛いものは論外です。そうした努力の上で、胃粘膜を守ってあげるクスリと胃酸をコントロールするクスリを使えば、胃粘膜はもともと再生力の高い組織なので、１週間もすれば随分よくなります。それ以上経ってもロクに効果がないということは根本的にどっか壊れているので、病院行けって話になります。

# 第27講 蟲が嫌がるクスリ

忌避剤と書いて「きひざい」と読む今回のテーマは、虫を退ける「殺虫剤」と、虫の襲来を防ぐ「防虫剤」です。害虫がイヤーなもの、害虫を寄せ付けないものなど、さまざまな商品の裏側に迫ってみましょう。

## 忌避も殺虫も原理は同じ　異なるのは蒸気圧

忌避剤には昆虫が嫌がる成分が含まれており、その成分が過多になると基本的に虫は死にます。故に、忌避材は殺虫剤と紙一重ともいえます。区別するならば、蒸気圧が低く、安定性が高いのが忌避剤。逆に、蒸気圧が高く、大気中で不安定になりやすいのが、殺虫剤です。

蒸気圧というのは一般にはなじみのない単位系ですが、簡単に説明すると、物質の蒸発しやすさを数値化したもの。一般的には部屋の室温である25℃を標準に記述されています。まず、晴れの日の通常の大気の蒸気圧が仮に1,013hpa（ヘクトパスカル）だとします。それに対し、ハウスシック症候群

## 同じ殺虫剤でも蒸気圧はここまで違う

●プロフルトリン……10.3mPa(25℃)
●ジノテフラン……17×10-7pa(30℃)
●シフルトリン……約5×10-7pa(20℃)

## 大気圧と蒸気圧の目安

1気圧＝760mmHg≒1013hpa＝101300Pa
1mmHg＝1.33pa＝0.0133hpa
100pa＝1hpa
1mpa≒10気圧

の原因であるホルムアルデヒドさんの蒸気圧は25℃で5,185hpa。これは25℃になると大気圧を通常の5倍で押しのけることを意味します。ホルムアルデヒドを含んだペンキを塗った家では、15℃前後で大気中にホルムアルデヒドが充満すると考えられるのです。要するに、蒸気圧とは大気が物体にかける圧力と、物体が空気中に出ようとする力の差という感じです。

さて、上の表を見て分かるように、多くの殺虫剤に使われている「プロフルトリン」は、mpa（メガパスカル）オーダーなので、大気圧の10倍以上のハイパワーで発散していきます。つまり、蒸発しまくるということです。対して、コバエを殺す毒餌ゼリーに含まれる「ジノテフラン」は、マイナス7乗という圧倒的低さです。これは炎天下においてもまず蒸発しない領域の物質といえます。故に、温室やカブトムシの水槽の横に設置してもコバエだけが死に、他の昆虫に害がなく、昆虫用の温室などにも設置可能といえるわけです。

（100%保証はしませんが）。

# 第27講

## シフルトリンブーム！　忌避剤の成分とは

忌避剤は元々、ディートと呼ばれる、皮膚に塗っても大丈夫な虫除け薬が主流でした。しかし、網戸などに虫を寄せ付けない固定忌避剤「シフルトリン」が誕生したことで、今や薬局で一大コーナーを成すほどのブームとなっています。害虫コントロールは殺すのではなく、今や入れないという新発想！　近年売れ筋の「虫こないシリーズ」に使われているシフルトリンは、特に際立って性能がよく、常温環境ではほぼ加水分解しません。pH8近い環境であっても2〜3か月は分解しない強固な性質で、網戸に塗っておけば、虫はまず触れることすらできません。実際、昆虫の多くは、触角ないしは前脚に味覚センサーのようなものがあり、シフルトリンが塗ってあると、それ以上前に進めなくなります。

また、キンチョー「ゴキブリがいなくなるスプレー」は、

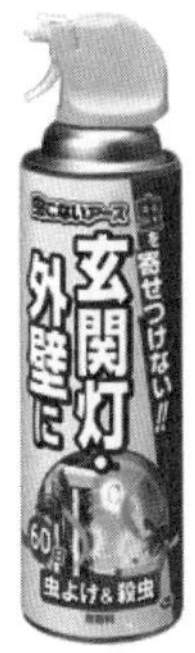


シフルトリン系忌避スプレー。コストパフォーマンスは悪いが、かなり強固な昆虫バリア結界を張ることができ、業務用品に勝るとも劣らない一品

ピレスロイド系では珍しい蒸気圧の低い「イミプロトリン」を使っています。これは特にゴキブリが嫌がるようで、台所周りに使うと効果が得られます。

そして最近増えてきたのが、「昆虫に何らかの毒性がある＝飼育している動物や子供に悪影響があるのでは…?」ということで、昆虫が嫌がる天然素材の成分を芳香剤として調合したものが売られています。実際、殺虫剤はゴクゴク飲まない限り、ほ乳類には全くの無害といってもよいレベルのものですが、熱帯魚やエビ、カブトムシなどには割と効果てきめん。害虫よりも薬剤耐性のない生き物はバンバン死んでいきます。特にカブトムシやスズムシを飼育している横で平然とノーマット系の殺虫剤を炊くと、蚊のみを殺すクスリではないためカブトムシは死にます。

そこで、除虫菊などを家に置くのと同じような効果を持たせる芳香剤がじわりと出てきています。その成分は多くなく「青葉アルデヒド」と呼ばれる草木の香り成分と、「ゲラニオ

# 第27講

ール」というバラの香りに近いアルデヒドで、いずれもほぼすべての昆虫を含む生物に無害です。しかし、害虫の多くは嫌がる傾向があるため、さすがに圧倒的な忌避性はありませんが、タンスや玄関先といった空気の流れの少ない場所では有効です。

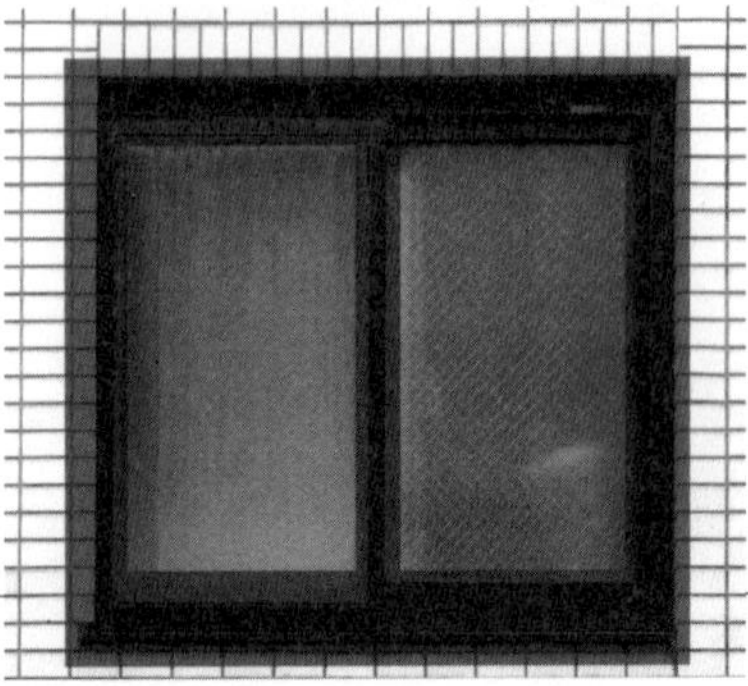

網戸だけでなく窓枠全体に塗るのを心がけるようにする

## あまり知られていない忌避剤の正しい使い方

いい薬剤はしっかり出回っているのに肝心要の使い方があまり周知されていないのが現状です。忌避剤の説明書には「窓の回りと網戸に塗って下さい」と書いてありますが、真に大切なのは窓枠部分。そしてもっと大事なのが窓以外の昆虫の通り道です。ということで、正しい使い方を紹介しましょう。

まず、窓枠にたっぷりと忌避剤を塗ったら、注意すべきは通風口、換気扇、下水、玄関の4か所。通風口はマンションやアパートの場合、外につながっていることで害虫の発生源

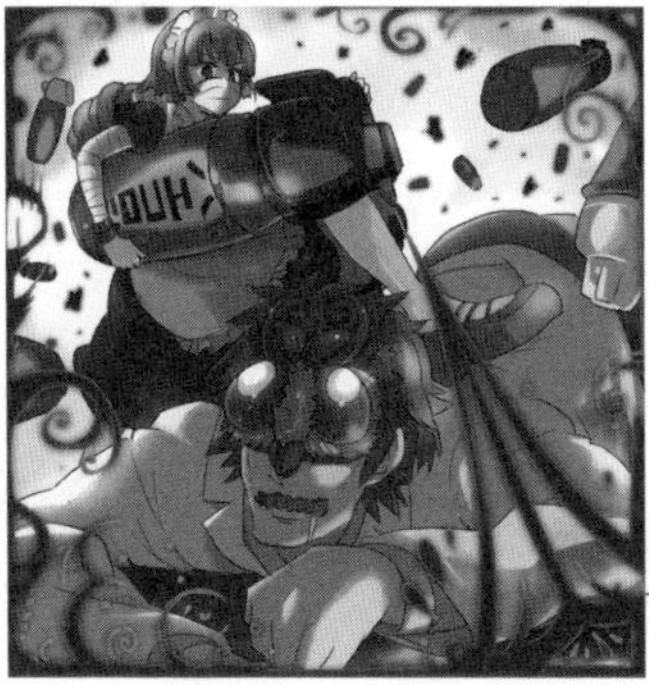

の部屋から無限に供給されてしまうことがあるため、忌避剤を塗っておけば進入を大幅に防ぐことができます。換気扇は排気部分に油カスが溜まるため、ゴキブリを誘因しまくります。換気扇パネルは隙間も多いので、ゴキブリやショウジョウバエが入り放題になってしまいます。換気扇を回した状態と止めた状態で忌避剤を徹底的に染み込ませれば、ほとんど入ってくることはありません。

そして、意外と見落としがちなのが玄関。特にドア式の玄関の場合は、玄関の上下に数㎜の隙間があるのですが、ここはあらゆる害虫の自由な出入り口となっています。玄関は蚊取りマット＋シフルトリンやイミプロトリンでガッチリ守りを固めておくと、害虫の侵入を防げます。

忌避剤はいっぱい売られているのに意外と使い方が知られていないクスリの1つです。薬局売りのこれらの防虫剤をうまーく使って、ペストコントロール（害虫制御）を始めてみませんか？

コラム

# 添加物の安全性

第23講の「食品カビに効くクスリ」で、「保存料とはカビや細菌と戦うクスリである！」と書きました。保存料というと「添加物！　添加物！」「消費者の敵！」とアレルギー反応を起こすロハスなご婦人（笑）がよくいますが、今回は彼女らの思考回路がどれだけ短絡的であるかを暴いていきたいと思います。そもそも、「食品にはどうして保存料が入っているのか？」ということをしっかり知っておかないと、保存料を否定しようもないと思うのですが、それを聞くとまず答えられる人はいません。結局は「よく知らないものが入っているのは恐い」という話でしかないわけです。

## 添加物の毒性

まず、添加物についてちょっと調べると「発がん性」だの「腫瘍ができた」だの書かれている情報がすぐに出てきます。これらの情報の大半は嘘ではありません。本当です。

ここで大きな勘違いが起きるのです。

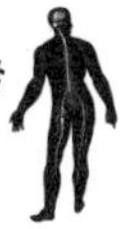



きちんとした研究機関できちんとした実験の結果得られた毒性の結果というのは、「この分量を使うと毒性が生じる」ということを調べた実験の結果であるということです。

それぞれの化学物質を食品に混合しても安全かどうか、そしてそれを安全に使うためには、その化学物質それぞれの毒性を調べないといけません。なので、いろいろな動物に信じられない量をバンバン投与して、「毒性が出るまで」調べます。

どんな化学物質も大量投与すれば何らかの害がでます。

例えば、塩。食塩を人間が一気に100g飲み込むと死ぬことがあります。動物実験ではもっと少量で死に至ることもあります。

コレを見て、「塩は人を殺す恐ろしい毒だ」と思う人はいませんよね？　モノには限度がある。ただそれだけのことです。

## 添加物は本来不要な化学物質？

いやいや、そうはいっても食品添加物は本来食品には不要

# コラム

なモノ。そんなものと、砂糖や塩を比較するなんて恐ろしいという考えは別に正常です。でも冷静ではありません。

確かに、ポリリン酸なんとか、ソルビン酸なんとか、増粘剤やpH調整剤なんて不気味な表示が食品表示欄にあったらなんだか嫌な気持ちにもなるでしょう。

しかし、添加物を個別に知ると、見慣れない横文字が並んでいるだけではなく、それぞれのメリットや、研究があってこそ使われているわけです。

添加物には天然物に普通に含まれているものも多く、例えば猛毒と散々こき下ろされている「亜硝酸ナトリウム」も、もともとは岩塩の中に多く含まれてて、岩塩でソーセージを作ると発色が良く食中毒が起きにくいという先人の知恵から得られたものです。それが応用されて安全な分量を調べ、その上で使われているだけです。

そもそも１００％安全と言い切れるものは存在しません。

例えば自作農園なら安心できるでしょうか？　いやいや、

添加物の安全性

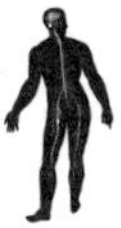

畑に誰かが吸い殻を捨てて行っただけで出荷不可能な基準の毒を持つ野菜ができる可能性もあります。もしかしたら買ってきて使った肥料が粗悪な中国製で信じられない毒を含んでいるかも、もしかしたら使った除草剤が謎の反応をして発がん性に…などといい出すとキリがないわけです。

添加物の使用量に比例して死亡者が激増しているという明確なデータがあるのならともかく、そんなことは無いわけで、添加物恐いというのは、お化け恐いに近い感情論でしかないということです。

## 添加物の毒性は誰が決めているの？

食品添加物にはＡＤＩという、１日に摂取しても安全な分量というものを取り決めた数値があります。

この取り決めの信頼性は、国連の食糧農業機関（ＦＡＯ）及び世界保健機関（ＷＨＯ）が合同機関であるFAO/WHO合同食品添加物専門家会議「JECFA」を設けて保証してい

# コラム

るものです。

超エリート揃いの科学者が山のような実験をして、さらにそれを上回るスーパーエリートが何百人もよってたかって検証をして、メリットとデメリットを天秤にかけて最適な分量を決める。もちろん、天秤からこぼれ落ちて認可を受けないものもたくさんあります。

この評価自体をまず否定する人がいます。でも、そんな主張が書かれているのは得体の知れない文系上がりの謎のオッサンが書いた本がほとんどです。そんな本と大学教授やWHO、そして各国の政府機関が揃いも揃って「大丈夫」といっているのと、どちらを信じるのかというお話。

ここ20年の食品添加物の流れを振り返ると、誰も殺さないどころか、食中毒を効率的に押さえ、そして食品の味や見た目を格段に良くするものが莫大な金額を投じて開発されています。

そして危険性が少しでも見つかったものは使用禁止になっ

## 添加物の安全性

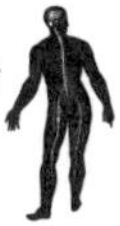

ていっています。もちろん使用禁止になる前も、そうした可能性があっても大丈夫なような少量の使用量になっているので、よほどの偏食でもしていない限り、そのリスクが顕現化することはメチャメチャ低いといえるわけです。

実際に添加物の使用量や認可の数が増えていっても、平均寿命は伸びています。添加物をやめれば、平均寿命が100歳くらいにでもなるのでしょうか（笑）。

というわけで、「添加物＝悪の物質」というのは格好悪いのです。あくまでそれは量の話であり、普通に暮らしているだけでは、基準値の摂取量を超えるなんてことはまずありません（仮に超えたとしても毒性値はそのはるか先）。

コラム

# 麻薬はどうして駄目なのか？

麻薬がダメな理由というのは、実はどこの本を見てもあまり書いてありません。そりゃ「違法だから」で終わればそれまでなのですが、そんな意味不明な規制文句だけで誰もがやらないのであれば、教育などそもそも不要でしょう。

そこで今回は、麻薬が違法な理由についてお話します。多くの麻薬について並列で話をすると説明が煩雑になるので、日本で最も犯罪に深い結びつきのある「覚醒剤」について話を絞って紹介しましょう。

## ❶ 麻薬とは幸せの結晶体である

覚醒剤は混合型交感神経作動薬で、内因性カテコールアミンの排出を亢進し、臓器を活性化、体温や血圧を上昇させ活力を生み出し、脳内ではＭＡＯインヒビターとして働き、末梢神経系のα、βアドレナリン受容体中枢神経系でもアドレナリン受容体へアゴニストとして働き、報酬系などでモノアミン濃度が上昇し多幸感を感じさせます。

## 麻薬はどうして駄目なのか?

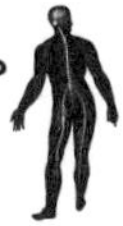

大半の人がナンノコッチャだと思うので現代語訳すると、「脳が心地よいと感じる刺激や報酬自体を薬物によって得られるようにする」。例えば、ティッシュ1枚引き抜くだけで一生ものの努力が報われたかのような多幸感に包まれる。覚醒剤という薬物を入れるだけで、疲労は消え、圧倒的至福が得られるわけです。

幸せになるだけなら麻薬として禁止されるわけがないのですが、当然、法律で禁止されるくらいには危険な側面があります。

まず、その効果が強すぎるということ。

ご存じの通り人間というのは非常に脆い生き物で、特に心に対して作用するモノに極めて脆弱です。

そもそも、勉学にせよビジネスにせよ、がんばるのは「幸せになりたい」からですよね？　欲しいものを手に入れるのも、ビジネスでの成功も「欲が満たされた」ことによる脳内のドーパミン濃度の高まりです。人間はそうした自分の脳が用意した「ご褒美刺激」のために、日夜努力しているといっても過言ではありません。

そう考えると非常に虚しく、幸せとは一体…と哲学的なことはさておき、覚醒剤なしではそれ以外の生活すべてが味気なく、幸せの域値自体が上方更新されてしまったことで、日常生活では「幸せの上限」を更新することができないというのが最大の問題です。

それでも身体的に毒がなければ悪くない薬なのですが、長期の服用ではほぼ間違いなく統合失調症を発症しますし、短期間でもあらゆるアドレナリンレセプタを刺激してまわるので、臓器が本来の使用限界を超えて、システムが瓦解し始めます。要するにオーバークロックしすぎて焼け焦げるわけです。

## ❹ 密造と不純物だらけの非合法ドラッグ

麻薬が健康に悪いのは、その作用がキツすぎて強い依存性

## 麻薬はどうして駄目なのか?

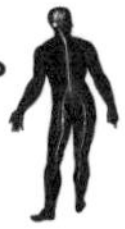

があったり、人生をどうこうする以上に、実はその中身が汚すぎるという点が意外と見逃されやすい問題です。

医薬品は、どんなクソみたいなゾロ薬メーカーでも厚労省に書面を提出し、製造工場の衛生状態を検査してもらい、諸々複雑な手続きを経て、ようやく「人に使っても良い」モノを出荷することができます。

一方、麻薬は、企業のきちんとしたところで作られたものが横流しされているということはほぼ無く、粗悪な環境で合成されています。それが密輸される時には当然、温度変化や湿気の影響を受けやすいだけでなく、どんな異物や雑菌の混入があるかわかりません。

また、合成の段階で「精製」をサボる密造家も多く、生成過程では当然ロスが生じるので、どうせ違法に捌くものだし…と合成法によっては有機金属（水銀やアルミニウムなど）、リンなどがかなりの割合で残留しています。

実際にアメリカなどの麻薬更正施設では、まずはそうした

# コラム

不純物による病気の検査と治療が行われるくらいに深刻です。

そうした粗悪なモノが、不衛生な人と手段で小分けされ、さらに売人レベルでは、カフェインやカルキ抜き（チオ硫酸ナトリウム）、食塩、ひどいものではガラス片などを混ぜてかさ増しして路上で売っているわけですから、そんなものを飲むのはもちろん、注射するとか論外といえるわけです。

## 人間は報酬系のために生きている

先ほど、覚醒剤というのは非常に高い快感や達成感を与えてくれると説明しましたが、最後にこの難しげな内容についてガッテンしていただけるよう説明していきます。

「花粉症に効くクスリ」などでも受容体については触れましたが、神経と神経の間は空間があって、パチンコの玉（ドーパミンなどの伝達物質をリガンドといいます）が、相手側のパチンコのチューリップのごとき受容体（レセプター）にガチャンと入ると、レセプターは細胞の中に沈んでいって、

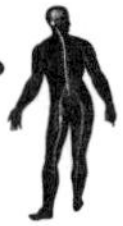

信号が来ました！　と伝えるわけです。

受容体には種類があり、例えばドーパミンにはαとβがあって、神経経路によっても構造が違うので、詳しく解説しているとこの話がそれだけで終わって読者がいなくなるので省略しますが、神経の働きはこの受容体の多様性によってうまーく調整されていると思っておいてください。

そして、受容体が壊れたり異常に増えたり減ったりすることで、様々な脳の病気を引き起こすことが知られています。

また、リガンドをパチンコの玉として例えましたが、出過ぎたパチンコの玉を材料まで分解しちゃうのが、ＭＡＯ（モノアミン酸化酵素）で、覚醒剤はこいつの阻害剤（インヒビター）であり、分泌亢進剤という2つの役割を持っているので、パチンコの玉があふれにあふれて神経伝達がウオオオオオオって過剰になって、それが快感を司る中枢で起きると、マンモスウレピーィイイイとなるわけです。

脳というのは神経細胞の集まりで、どういう理由かは不明

# コラム

ですが、それら神経細胞が様々な化学物質を使って情報伝達をしています。

その中にドーパミンを使って神経伝達をしている経路があって、とりわけ中脳辺縁系ドーパミン経路でマンモスウレピーになると、達成感の上限を覚醒剤は更新してしまって、人間の脳はその「最高」の記憶を忘れられないので、覚醒剤なしでは味気ない人生になってしまう…というカラクリです。

どんな絶叫マシンも何回も乗れば飽きて恐怖を感じなくなっていきます。人間の脳とは、そうした上限を更新すると、それ以下のものに対する感受性が鈍くなってしまいます。

それが人間の生きる気力ややる気、幸せと結びつくところで、麻薬によって人為的に間違った更新がなされてしまうと…もはや後戻りできない地獄への道が開けてしまうわけです。

# アソコの章

# 第28講 その気になるクスリ

人間は古来から、恋を成就させる方法を研究してきました。中には呪法や媚薬といった、まじない紛いのものも少なくありません。今宵はそのロマンに科学のメスを入れて…メッタ斬りにしてみたい！

## 浮気症のオレにだって生物学的理由があるんだよ

惚れクスリといっても、それをクンカクンカしただけで理性を失い、腰をヘコヘコしてしまうようなものは残念ながら難しいでしょう。多くの動物と違い、人間は大脳が大きく、理性というブレーキで、イドの怪物のリビドーを押さえ込んでいる以上、単純明快な惚れクスリは存在しません。って、夢も希望もないかというと、そうでもありません。ちゃんとソレっぽい物質がここ近年でドシドシ見つかっています。

ですが、そもそも何のために「惚れる」のでしょう？　答えは当然、セックスをするため、子孫を残すためです。モテると異性がたくさん集まり、男性の場合はより多く種付けが

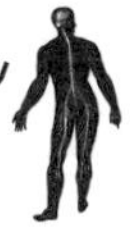

でき、子孫繁栄が可能に。女性の場合は、次世代に生き残る確率の高い、優れた遺伝子（美しさや知能、性格）を持つであろうオスを選ぶ権利を得ます。男性が浮気性であるのと対照的に女性が保身的なのは、繁殖において10か月もの妊娠期間というリスクを伴うためです。本能的により優れた遺伝子を選び抜き、手に入れようとしているわけです。

一方、男性はご存じの通り〝中に出すだけ〟とシンプルかつ楽ちん。好みのタイプから多少外れていてもイケてしまうのは、そういった繁殖リスクの低さからきているのです。

## モンハン生活時代の影響？　新月の夜に漂う性フェロモン

実のところ、人間は性フェロモンを持っています。ただしそれは、男性の期待を裏切るものでしょう。なぜなら、「男が女に惚れるフェロモン」はあっても、「女が男に惚れるフェロモン」は存在しないからです。これには、人間が穴蔵に住み、モンスターハンターをしていた原始時代の生活と、女性の生

# 第28講

理周期が関係しています。

　生理周期は28日で、月の満ち欠けと同じです（故に月経と呼ばれる）。さらに、最近の研究によれば、本来の妊娠可能な排卵日、つまり危険日は、新月の夜に来るようにセットされていたようです。新月とは、満月の反対で月明かりがゼロになる日のこと。月の明かりを頼りに狩猟する男達は、新月の夜には、外へ出ず、おとなしく穴蔵で過ごします。オスが高確率で巣にいる、この新月の夜を繁殖のベストタイムとして選んだわけです。しかし、当然真っ暗ですから、オスもやたらめったに種付けしていては効率が悪くなってしまいます。そこで、より若く元気なメスが妊娠可能なシグナルをフェロモンとして放出するように進化しました。そのフェロモンこそが近年に見つかったという物質です。

　アメリカのイェール大学の研究で、コピュリンがセックス衝動に関係するV1RL1という遺伝子にも作用しているということが分かっています。牛の発情剤や排卵誘発剤として使わ

## これが惚れさせフェロモン「コピュリン」（男性限定）

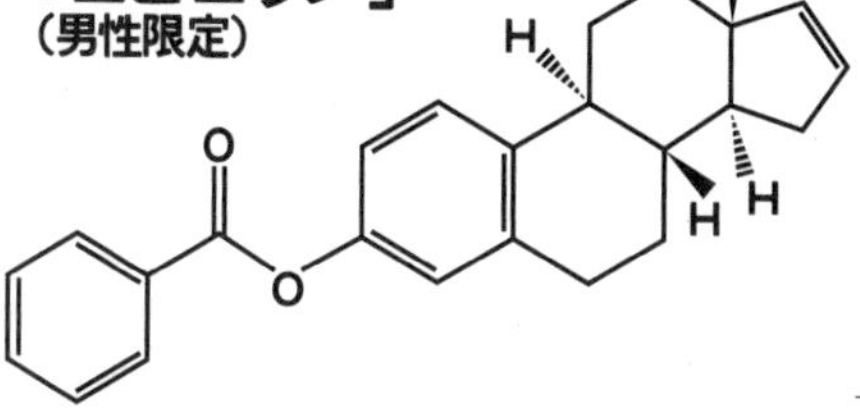

れている、安息香酸エストラジオールに極めてよく似た構造を持っているので、信憑性も高そうです。

しかし、このフェロモンを女性に付け、その匂いを男性に嗅がせた実験では「少々、魅力的に見えるかな?」程度で、それ以上の効果はなし。これは現代の人間の性が臭覚より視覚に重きを置いているからに他なりません。モテメイクをした方が効果があるという、身も蓋もない結論になってしまいます。

### この娘もあの娘もムラムラ 女の性を支配するクスリ

本能がいかに高まろうが、理性という名のハンドルでコントロールされていては、元も子もありません。交通事故を起こさせるくらいのハンドルミス誘発物質はなかろーか?

男性の場合は、バイアグラ（クエン酸シルデナフィル）に代表される勃起促進薬でフルボッキになれば、大脳が「勃起=興奮=ヤりたい」という超単純明快な判断を下します。ま

# 第28講

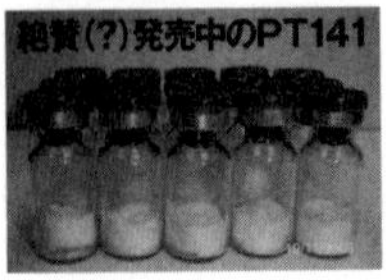


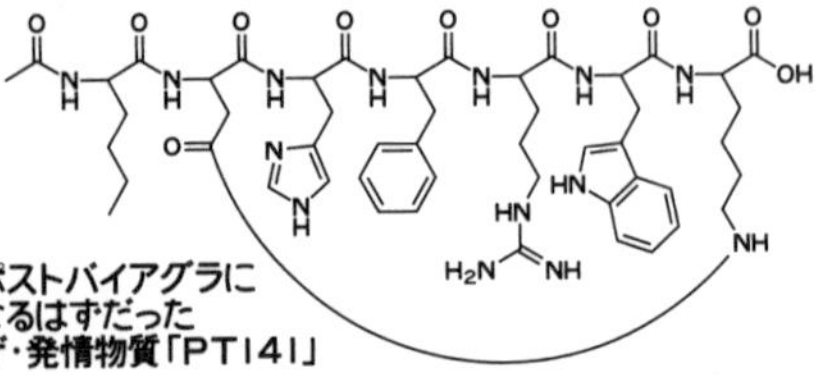

## ポストバイアグラになるはずだったザ・発情物質「PT141」

た、男性ホルモンである、テストステロンレベルが上がると必然的にムラムラするので、ドーピング系ドラッグの代表選手たるメチルテストステロンなどは、古くは男性機能改善に処方されたりもしていました。

男がムラムラするクスリなんかどうでもいいわ!という声が聞こえてきたので、女性のムラムラ薬を紹介します。しかし、女性の場合は、一筋縄ではいきません。先ほどのようなクスリを飲んでも、若干、性器の血流がよくなる程度。女性が感じる〝ムラムラする〟とは「特定の男性の遺伝子を求める根源的本能」+「自分のものにしなければという所有欲」が合わさったような複雑な感情です。性欲に物欲を併せたような構造だともいわれています。

この複雑怪奇な女性の「性」を支配する物質が「PT141」。ポストバイアグラとして世に出る…一歩手前までいって挫折したクスリです。２００９年末にＦＤＡの最終安全性テストでアレルギーが出る恐れがあるとして却下。しかし、製薬業

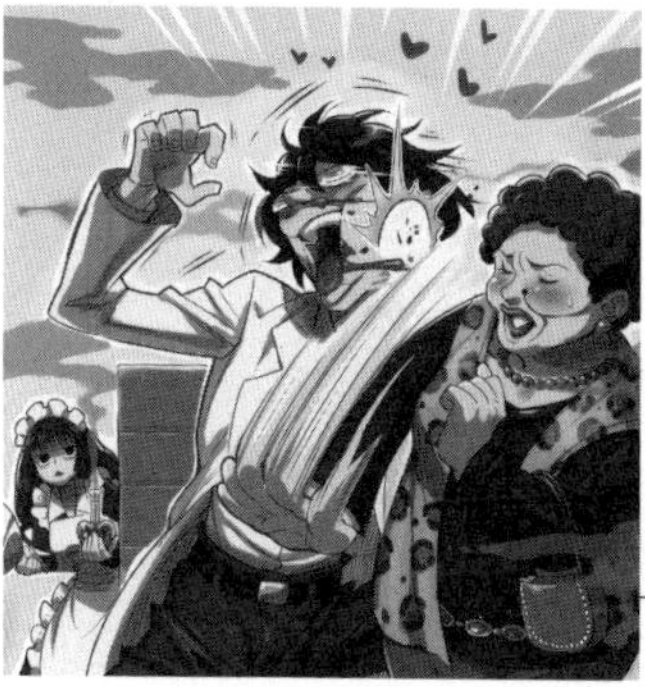

界では「この物質が革命を起こす！」とばかりにあちこちで製造を始めていたということもあり、現在ネット上にそれらの在庫が売り出されています。

PT141は鼻粘膜からの吸収になるので、飲ませてその気にさせる…というのは不可能ですが、高濃度の水溶液をミストにすれば、催淫ガスが作れるかもしれません。ただし、ネットで販売されているものの中には製造過程で不純物が取りきれていないものが多くあるようで、安易に手を出すということは、同時に相応のリスクを抱えることになると考えた方がよいでしょう。

PT141がだめならば！　と製薬業界は躍起になって、より安全なムラムラ物質を探しているのですが、なかなか効果は上がらない様子…。しかし、セックスにまつわるクスリはこれからも開発されていくでしょう。今後に期待！

# 第29講 勃起するクスリ

国内ではクスリの補助が無いと一切勃起しない重症勃起不全、タイミング次第ではなんとか勃起する中等症例を合わせると、勃起障害を抱えている人は1千万人いるとさえいわれています。そうでなくともＥＤ（勃起不全）経験者は男性の数人に一人ともされる、男にとっては深刻な話です。今回はそんなＥＤに効くクスリの話をしていきましょう。

## 勃起と射精とクスリ　3つのメカニズム

本題に入る前に、まずはいつもの、そもそも論。勃起不全治療薬が何をやっているのかを知るために、体がナニをナニしてアレをしているのかを説明しておきましょう。

まず、裸のおねーちゃんでもスリッパでもなんでもいいので、欲情対象に性的興奮を覚えます。すると勃起信号が脳に送られ、陰茎海綿体に血液が送られます。血液がただ送られるだけなら、フニャチン状態と変わらないわけで、ある程度、血液をチンコに溜めて硬度を増さなければいけません。とい

## 勃起するクスリ

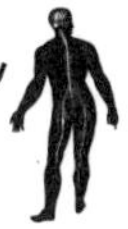

うことで、チンコの根元にある一部の筋肉が盛り上がって血液の流出を食い止めます。この筋肉は5型ホスホジエステラーゼ（通称PDE-5）によって支配されているといわれており、PDE-5が存在する限り、筋肉は緊張して血液を逃がしにくくなります（※）。つまり、バイアグラなどの成分（シルデナフィル）はこの酵素の分解を阻害し、溜め続けることで正常な勃起状態に近い状態を作り出しているわけ。

　ちなみに、精子は睾丸で作られ、そのまま精液も溜められていると思っている人も多いかと思いますが、違います。睾丸はあくまでも精子を作る組織であって、作られた精子は精管を通ってお腹の中、前立腺の近くにある「精嚢」に蓄えられています。精嚢は黄色っぽい分泌液で精子を1週間程度生かすだけの機能を持っており、精液の70%はこの精嚢分泌液。配合は体調や体質によって変わるので、精液の味や匂いが違うというのはその辺が関係していると思われます。

——とまぁ、こうして作られた精液は、陰茎への刺激が続

※…この筋肉で血液を止める代わりにゴム紐で物理的に血液流出を止めてしまうのが通称コックリングと呼ばれる性具。最近は薬局などでも売られているほか、コンドームに付いているものもある

# 第29講

くと脊椎反射のような形で筋肉が収縮し、放出。サラサラした前立腺液が混ざりカウパー腺液を押し出す形で尿道を通って、射精となるわけです。

## チャイアグラは心臓爆発　インドアグラは安全品質

バイアグラがたった1錠で千500円とか高えよ！　ネットなら1瓶2千、3千円で売ってるじゃんかよ！　という声もあるでしょう。しかし残念ながら、アメリカでのバイアグラ1錠あたりの薬価は15ドル程度と日本とほぼ同じです。どういうこと？　答えは簡単。中国お得意のコピー商品だからです。

コピーバイアグラ、もといチャイアグラはパッケージ、錠剤形状、そして成分に至るまでなかなかよくできたまがいモノ。しかし、バイアグラの主成分であるシルデナフィルは一応は入っているものの、不純物が死ぬほど含まれているのです。そして、それらのゴミは心臓毒性満点とあって、バイア

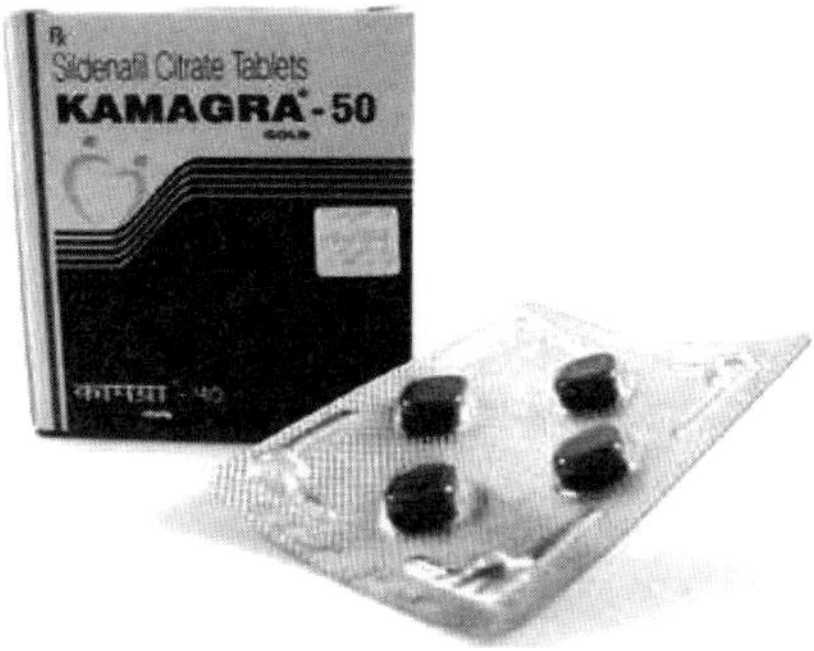


最もホットなED治療薬「KAMAGRA」。４錠入りで1,500円以下とバイアグラより圧倒的に安い

グラでの服用死亡事故の原因の半分以上はこのチャイアグラといわれているほど。ネットで安く買えるバイアグラは、ほぼ１００％まがいモノなのです。

しかし、インド製に関しては割といいクスリが多いとされています。理由は明白で、インドは国際特許に加盟していない国なので、正々堂々と合法的に他国で発売されたクスリを作ることができるから。そして、それらは正規の製薬工場で作られるため、品質がよく安全性が非常に高いことで有名です。何より、モノマネ大好きな中国はアメリカのバイアグラのコピー作りに必死ですから、インド製のパチモノは作らないとあって危険なチャイアグラが混ざる危険性が極めて少ないという利点もあるわけです。

そんなインド製バイアグラ、インドアグラ（笑）の中で最近注目されているのが「KAMAGRA」という商品。インド製のシルデナフィルをチュアブル（飴）にしたもので、味も悪くないらしく、何よりクスリを飲むより見た目の抵抗が少ないのが魅力。吸収が穏やかで本家より効き目の持続がよく、負担が少ないとさえいわれているのです。

# 第29講

## 勃起不全治療薬の正しい飲み方とは

さて、最後に意外と知られていないＥＤ治療薬の「ちゃんとした」飲み方を紹介します。

まず、夜の営みの直前に飲むと思っている人、間違いです。シアリスというクスリ以外は内服した1時間後が、最もよいコンディションで勃起維持ができる状態になります。ただ飲めば大きくなるわけではなく、あくまで萎えにくくなるだけなので、勃起させるための刺激などが必要であるのは全薬に共通です。

そして、勃起とアルコールは相性が悪いので、お酒は厳禁。勃起中枢は脳にあるのですが、その部分までアルコールで麻痺してしまうので、ＥＤ治療薬を服用する際は飲酒は控えましょう（どのクスリにも共通していえますが）。また、シア

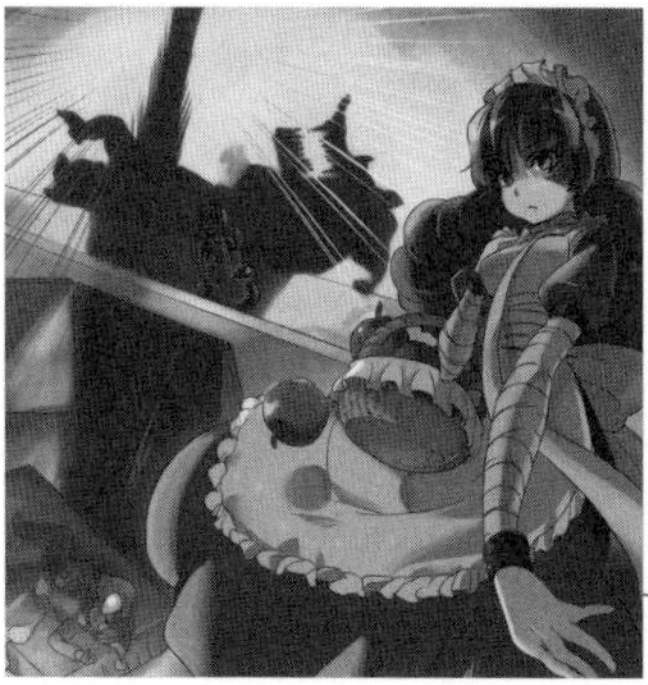

リス以外は成分が動物性油と結合して効果にムラが出ることがわかっているため、服用前の食事はアッサリ目がよいでしょう。

　いろいろ書きましたが、最も気を付けなければいけないのは、心臓疾患がある場合の服用。ＥＤ治療薬は血圧を上げるため、心臓疾患などがある人は絶対に飲まないで下さい。死ぬ可能性が高まります。加えて、降圧剤や血管拡張剤、狭心症の治療薬などと併用すると高確率で死ぬので、暗殺目的の場合以外は使わない方が良いでしょう（笑）。死の危険性もあるので、多少面倒でも入手は医師に相談の上、処方してもらうのがベスト…ではあります。

# 第30講 精液を増やすクスリ

## 酵母サプリの由来はドイツ生まれの人造肉

巻では、ビール酵母を材料にしたサプリメント（エビオス錠や強力わかもとなど）を飲めば精液が増えるという話がありますが、真相はどうなのでしょうか？

まず、ビール酵母が一体どうして売られるようになったかをお話ししましょう。ビール酵母サプリメントは、サプリメントの意味通り、完全に栄養補助食品として生まれたもので、歴史は思った以上に古いのです。

時は遡って第一次世界大戦中、ドイツの科学者が木材を酵素で糖に分解した液体（木材糖化液）に酵母を入れ、軍需産業の廃棄物として発生した亜硫酸パルプと組み合わせるという研究をしていました。目的は何と、そうすることにより、酵母を大量に発生させ、その後、酵母だけを取り出し、人造肉を精製する…というものでした。この研究こそが、ビール酵母がサプリメントになったことの発端となります。

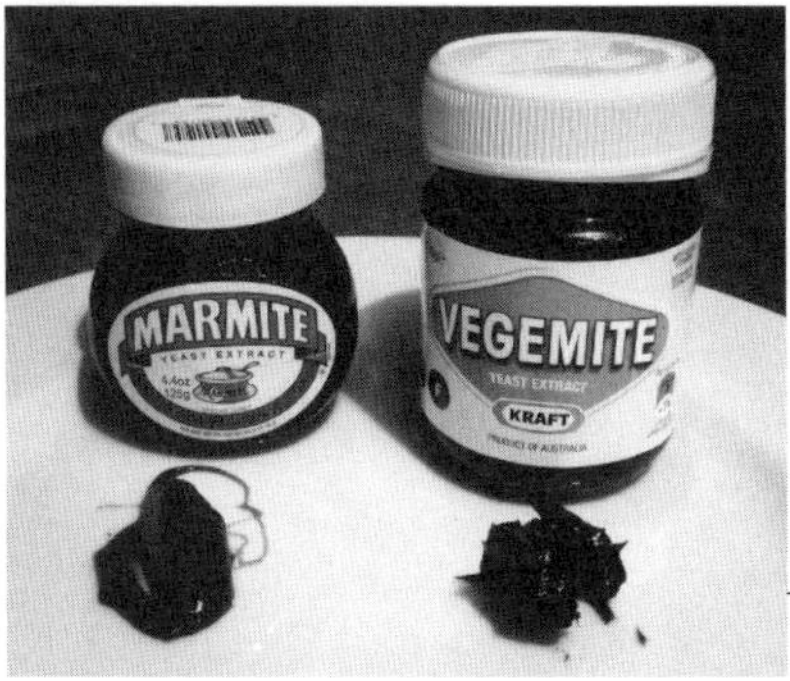


酵母のりようの課程で生まれたマーマイト、ベジマイト。味噌に近い風味と独特の味があるため、愛好者が別れる

話を精液に戻しましょう。精液を生み出すには、大量かつ良質なタンパク質が必要です。そのタンパク質は酵母を食べることで大量に摂取できます。ですから、酵母サプリメントを大量に飲めば、必然的に精液を作るのに必要な栄養素が大量に体内に取り込まれます。つまり、酵母を食べると精液が増えるということは大いに考えられる現象なのです。

しかし、ここで注意が1つ。痛風の人が摂取を避けなければならない物質としてプリン体が知られていますが、酵母はプリン体を非常に多く含んでいます。というのは、酵母は核酸を大量に含んでいるのですが、核酸の中にはプリン体が大量に存在しているのです。

ただ、この核酸の多さが精液増産のカギではないかという説もあります。実際、同じく核酸を多く含むマメを摂取すると精液が増えるというのは、酵母サプリが誕生する以前からの有名な話です。マメ類は全体的に米や小麦に対して圧倒的に核酸の含有量が多いので、そういう意味では、体内に大量に核酸が入ってきたことが刺激となり、精液を増産するという展開はなくはないかもしれません。

そして最近、別のある成分がビール酵母に含まれていることが判明したことから、ビール酵母が精液増産につながるという信憑性が増してきています。

## アミノ酸で精液増産！　しかし副作用が…

その成分はずばりアルギニンです。アルギニンはアミノ酸の一種。基本的に体内で合成することができるアミノ酸で必須アミノ酸ではありません。このアルギニンですが、精液を作る際に必要な塩基性（アルカリ性）タンパク質を体内で合成する際に大量に必要となることが既に知られています。

そこから、酵母を摂取すれば大量のアルギニンが摂取でき、ひいては精液が増えるのではないかという説が出てきました。

ただ、アルギニンは大量服用すると、胃粘膜を荒らしやすく、またアルギニンを悪用して悪さをするウイルスが目を覚

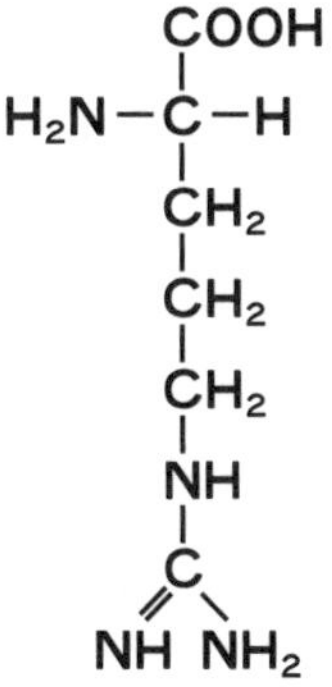

アルギニンの構造式。塩基性アミノ酸の一種で、尿素回路（アンモニアから尿素を生成する代謝回路）の中間体（途中の物質）となっている

ますこともあり、むやみに大量摂取してもよいかというとなかなか難しいところです。

## アルギニンよりも確実？　ビタミンEを摂取せよ

とまあ、因果関係がはっきりしない話を続けてしまいましたが、精液の量との因果関係が、いくらかはっきりしている栄養素としてビタミンEを挙げておきたいと思います。ネズミを使った動物実験の結果なのですが、ビタミンEを抜いた食事をネズミに与え続けると、精子が次第に減っていき50日から100日後にはほぼ精子が精液中にいなくなるということが確認されています。精子が盛んに作られるということと、精液が大量に作られるということは正の相関があると考えられるので、精液を増やしたい人はアルギニンや酵母サプリメントのほか、ビタミンE錠剤を少し多めに摂るとよい効果が出る人もいるかもしれません。

# 第30講

## どれだけ飲めば効果があるのか？

さて、話をここまで振っておいて、いまだはっきりとしたことがいえていないわけですから、「じゃあ一体どれだけ飲めば効果があるんだよ!!」という声が聞こえてきそうです。ただ、こんないい方をするのもなんですが、こればっかりは「個人差」としかいいようがありません。とはいえ、健康な30歳以上であれば亜鉛1日50mg、アルギニンを毎日500mg程度、酵母サプリを食後に20〜30錠ほど、ビタミンEのサプリメントを適当に服用し、1週間ほど経ってから、効果が出ているかを観察するのがよいかと思います。その後の量の増減は体調と相談の上で…といったところでしょうか。

## 精液増量には関係ナシ？　でも勃起力アップには関係アリ？

勃起時、海綿体には血液が流入しますが、その血管拡張は一酸化窒素の作用によるものであり、その一酸化窒素はアル

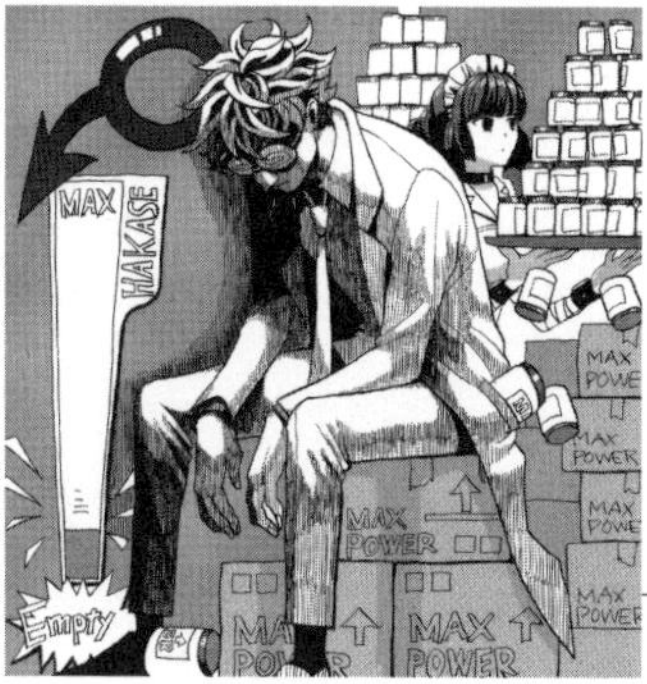


ギニン由来であることが分かっています。

何がいいたいのかというと、体内のアルギニンの濃度が高くなれば、血管の弛緩もうまく行き、勃起の維持や硬度アップにもつながる可能性があるということ。実際、勃起不全（ED）の治療にアルギニンの服用を薦める医師もいるくらいなのです。

## 効果・副作用はトレードオフ？　サプリメントは自己責任で！

ただ、単一アミノ酸の過剰摂取は、かつてL-トリプトファンで死者が出ており、どういった副作用が起きるか分からないというリスクもあり、危険性は必ずしもゼロとはいえません。アルギニンはサプリメントとしては割と古くから用いられていて、よほど運が悪くなければ重篤な事態を招くことはないと考えてよいはず。ただ、そうはいっても、サプリメントを摂取するという行為は、最終的には自己責任であるということです。

# 第31講 性病のクスリ

## クラミジアや淋病　細菌による性病

性感染症（ＳＴＤ）の種類はそれほど多くはないものの、その病原体はさまざま。細菌やウイルス、真菌（水虫の原因である白癬菌など）、原虫（アメーバみたいな微小生物）などがあります。原因が違えばクスリも変わってくるわけで、どんな症状が出るかを知っておけば、いたす前に気が付き、未然に防げるやもしれません。詳しく見ていきましょう。

最もポピュラーな性病といえば、クラミジア。クラミジアは、あくまで細菌の１くくりの名前です。虫の名前でいうところのミツバチといった感じで、セイヨウミツバチ、ニホンミツバチと、いろんな種類がいるわけです。性器に感染するクラミジアは、クラミジア・トラコマティスという種類で、細胞の中に入り込んで増殖します。性器以外にも肺や中耳、咽頭といった粘膜組織に広く感染するため、さまざまな病気を引き起こす可能性もあります。

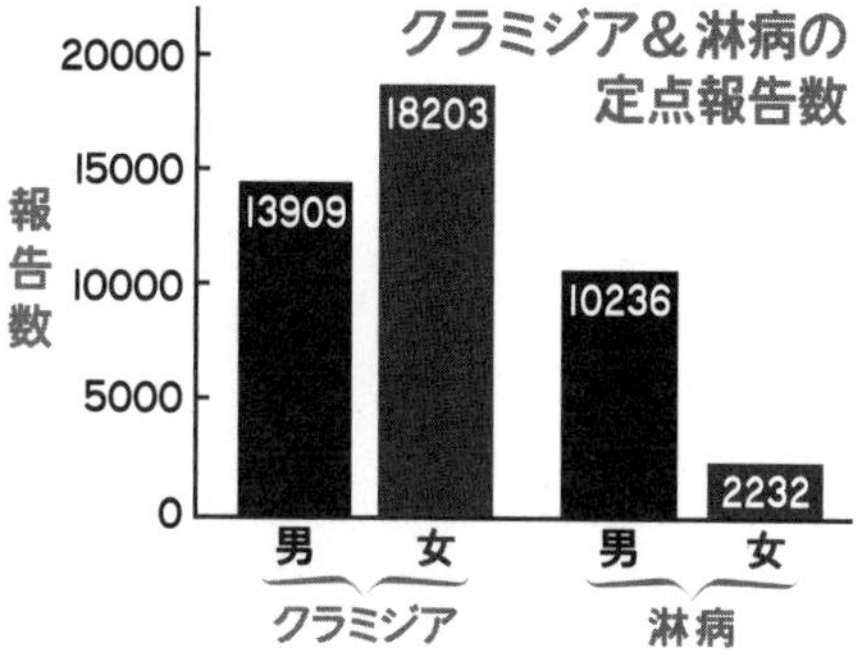


女性の場合は自覚症状が薄く、男性の場合はひどい粘膜の炎症を起こし、排泄時にじくじくと痛みます。これが咽頭だと風邪をこじらせたのかと難儀するハメになることも。とはいえ、所詮は細菌。治療にはマクロライド系、テトラサイクリン系、ニューキノロン系のすべての抗生剤がよく効きます。ほとんどの場合、レボフロキサシン（クラビット）が処方され、1週間飲めば完治します。ただし、自然治癒はありえないので、放置しておくとどんどん悪化していきます。「これはアカン！」と思ったら、泌尿器科に駆け込みましょう。

続いて、淋病菌（ナイセリア・ゴノレエ）は、男女ともに性器から膿が出るのが特徴のミドル級。そして梅毒は、治療しないと死に至る恐怖の病で、クラミジアと淋病とは対応が異なります。ゆらゆら低空飛行しながら10年近い歳月をかけ、最終的には死に至らせます。幸い、治療薬はあり、マクロライドとテトラサイクリン系を使います。日本ではまず見かけない病気ですが、海外の売春宿なんかで感染してくることが

# 第31講

多いので、性欲旺盛な人は要注意です。

## あまり周知されていない厄介なウイルス性

ウイルス性の性病には、エイズだけかと思いきや、性器ヘルペス、尖圭コンジローマと曲者揃い。感染力は低めですが、治療が不可能、もしくは生涯キャリアとなるものも少なくありません。さらには、性器が変形したり、発がん能力を持つものもあり、注意したい存在です。

まずはヘルペス。単純疱疹と呼ばれるもので、ヘルペスウイルスにはいろいろな種類があります。症状を抑える特効薬はありますが、完治することはなく、遺伝子の中に隠れ潜んでいます。身体の具合が悪くなると、出てきて悪さをするというのが特徴です。

ヘルペスの病原体であるHSV-1（単純ヘルペスウイルス1型）は口の周りと性器に水疱が、HSV-2は性器のみに水疱が現れます。後者は前者よりも凶悪で、あからさまに痛みを伴

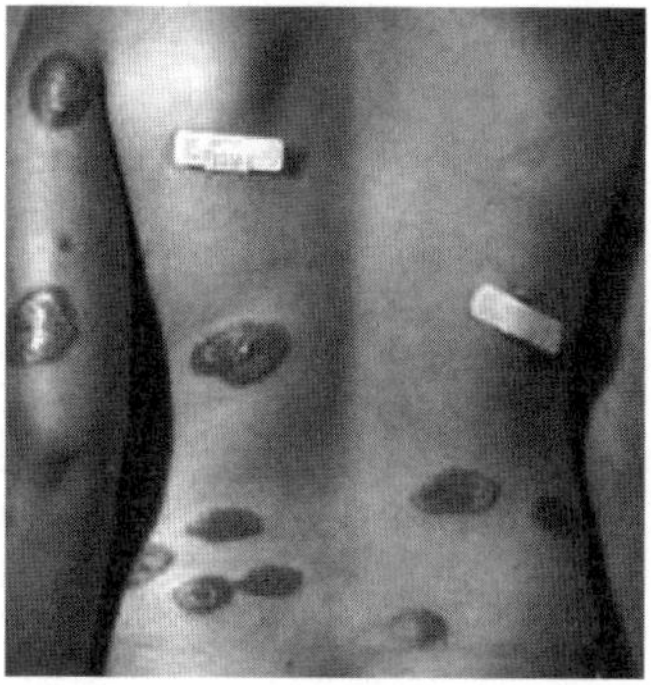

末期の梅毒患者の身体に現れるゴム腫の1つ。昔は不治の病とされていたが、現在は治療可能

うブツブツができます。1型に関しては、20歳までに人口の約半数が感染しているといわれており、特に不摂生な生活をすると顕著に出てきます。口の周りにデキモノがブツブツできた場合、そこに高濃度のウイルスが含まれているので、口元を触った手で目を擦ったりしないよう、気を付けて下さい。ウイルスが目の中に入り、角膜を破壊する角膜ヘルペスに自己感染することもあります。

治療薬はアシクロビル（ゾビラックス）やバラシクロビル（バルトレックス）といった内服・塗り薬が存在するので、心当たりのある人は1度内科で診てもらうといいかもしれません。うまく押さえ込みに成功すると、ウイルス自体は大人しく収まっているため、感染力はおおむねなくなります。

続いて、尖圭コンジローマ。これは、男性器や女性器がカリフラワー状態に変形する恐るべき病気ということで、少しは知られています。ヒトパピローマウイルス（HPV）による感染症なのですが、非常に種類が多く、モノによっては強

# 第31講

力な発がん性を持っている恐れも…。症状としては、陰茎や会陰（エイン）、肛門などの恥ずかしいエリアに、疣贅（ゆうぜい）というカリフラワー状態の肉の塊ができます。真珠様陰茎小丘疹という、チンコのニキビと誤解されやすいのですが、イボの上にイボができ、どんどん成長するのが尖圭コンジローマの特徴。

治療は液体窒素による冷却、イミキモド軟膏（ベセルナ）といったものを併用します。最近はレーザー治療も行われますが、体調によっては再発を繰り返す場合も。公衆浴場やサウナなどで感染しやすいため、陰部の触れる部分を洗ってから使うクセを付けましょう。

そしてＨＩＶ感染症、通称エイズ。キャリアの女性と男性のセックスでは２～３割、キャリアの男性からの女性の感染率は精液に高濃度のウイルスがいるため、５割強。そして、中出ししてもしなくても、アナルセックスでは１００％感染するといわれています。エイズになったら人生終わり…と思

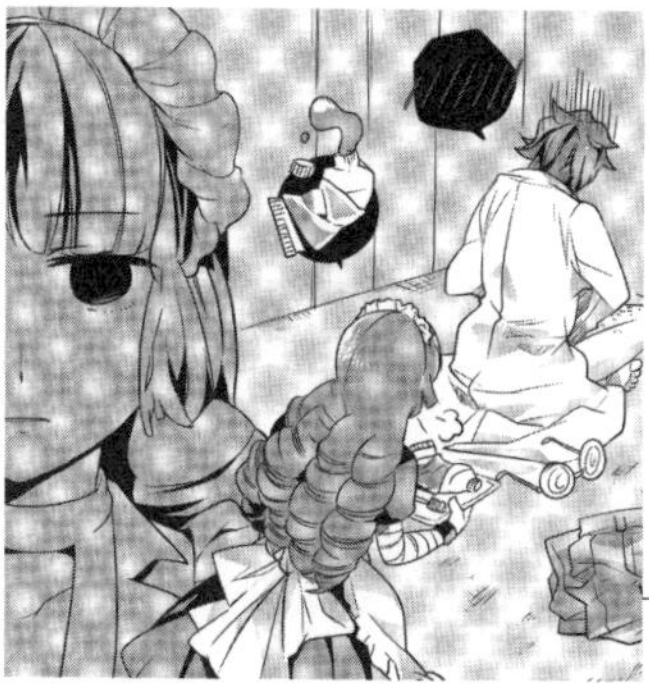

っている人が多いかと思いますが、確かに不治の病ではあるものの、現在はほぼ生涯寿命を全うできるくらいのよい抗エイズ薬が揃っています。クスリの種類や使い方は多岐にわたるため割愛しますが、早期発見早期服薬開始というのが基本中の基本です。

## 性病の治療に効果的な市販薬ってないの？

ないこともない…のですが、あまりオススメしません。というのも、症状が微妙すぎて素人目に診断できる病気ではないのがその理由。

とはいえ、ヘルペスには漢方薬の銀翹散、真菌感染にはクロラムフェニコール、フラジオマイシンの入ったクロマイNが使えます。が、あくまで応急処置という感じです。大事なのは「これは性感染症かも…」と思ったら、産婦人科ないしは泌尿器科に行くこと。ついでにセックスパートナーも治療しましょう。

# 第32講 女の子になるクスリ

男の娘と書いて「おとこのこ」。性同一障害でもなく、別に男色なわけでもなく、ただ美しいから、楽しいから、とさまざまな理由で女装をする人々がオタクカルチャーの中で市民権を得つつあります。

## お肌の質感やキメは性ホルモンで決まる

女性の肌はきめ細かく、特に十代の女性の肌は本当に絹のようにモッチモチ。これぞ若さ！　といった感じですが、残念ながら20歳を過ぎると、ゆっくりと肌の代謝は衰えていきます。何も対策をせずに放置していると、25歳辺りで露骨に「おかしい」と感じる肌質になります。これが世間一般にいう「お肌の曲がり角」。とはいっても、20歳前後からゆっくりカーブしているので、25歳になると急激に悪化するわけではありませんが。1度悪化した肌は、元の年齢のコンディションに戻すために必死の努力をしても半年はかかってしまいます。この肌質の低下には、性ホルモンの影響を強く受けて

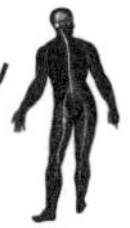

いるといわれています。

女性の性ホルモンの代表選手は2種類。「エストロゲン」と「プロゲステロン」です。この2つのホルモンによって生じる生理周期で肌質が変わる人も多いくらいに変化は露骨。排卵期の4、5日前（最も受精しやすい、俗に言う危険日）にエストロゲンレベルが最大になり、排卵日からはプロゲステロンがエストロゲン優性になります。そして危険日を過ぎ、生理を迎える前辺りは最も肌がオイリーで荒れがちになるわけです。

ちなみに、性ホルモンの分泌量はセックスの頻度にも影響されます。ご無沙汰過ぎると性ホルモン全体が低下し、女性の場合は男性化、男性の場合は女性化します。これにより、おっさんぽいおばさん、おばさんぽいおっさんが出来上がるのです。身の回りに心当たりがあるのでは？　また、処女童貞はこじらすと体型変化にも影響するので、美容の観点では適度にヤっとけというのが正解です。

# 第32講

## ホルモンを増やして胸よ！　大きく育て！

　女装男子の中には実際に胸を大きくしたいと無茶なホルモンを飲む人がいるらしいので、その辺にも言及していきましょう。

　まず、女性向けに胸を大きくするクスリは存在しません。確かに、マカやヤムイモに含まれる女性ホルモン用物質などでバストが張ってワンサイズ大きくなることはありますが、正直気のせいレベル。いくらセックスに励もうが、揉みまくろうが気のせいなのです。

　では、男性はどうかというと、けっこうあっさりと胸は膨らみます。女性ホルモンが増えれば年齢に関係なく、胸に脂肪組織が集まっていきます。ドーピングのし過ぎで本来の男性ホルモン分泌が壊れてしまった人なども、この女性化乳房を持て余し、困り果てる…なんてことも。

　どうやら男性は、女性以上に女性ホルモンの影響で胸が大

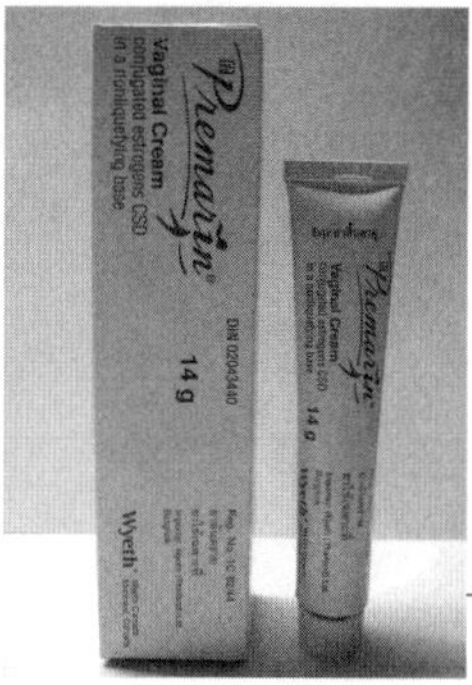


「プレマリンクリーム」は一部で美肌の魔法薬とされているが、果たして？？？

きくなりやすいという傾向があるようです。なので、適当にエストロゲンレベルを増やすクスリを飲んでいると女性のA～Bカップ相当に育ち、乳首も女性化していきます。

## というわけでドーピング　肌質と胸の改造クスリ

肌のキメを細かくし、むだ毛を減らし、胸を大きくする。女性化への第一歩はこの辺でしょう。で、これを実行するための薬はというと、山のように存在します。自費診療で処方する不良美容外科から個人輸入まで、あらゆる方法で手に入れることが可能。しかし、一応念のためにいっておきますが、これらのホルモンで変化した体、特に乳房に関しては元に戻りませんので、その辺は覚悟しておかねばいけません。

実際に、性転換などの性同一性障害の術式を受けた人は、一生涯、ホルモン剤を飲まなければいけないという現実があります。人工的なホルモンバランスなので、体が故障しやすく、発がん率は通常の比ではありません。それだけ自分の体

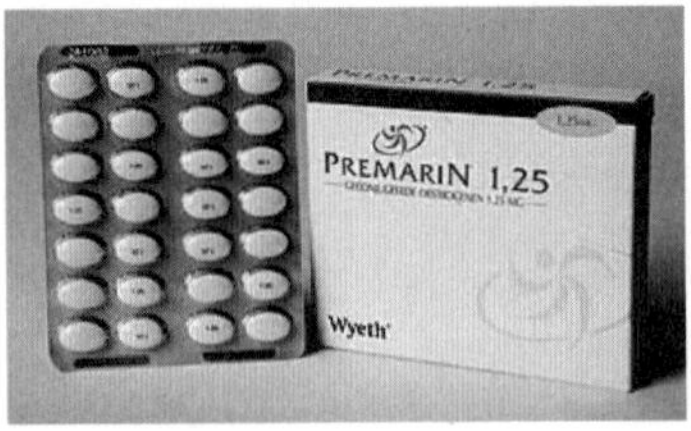


美肌になり皮下脂肪が
増える「プレマリン」

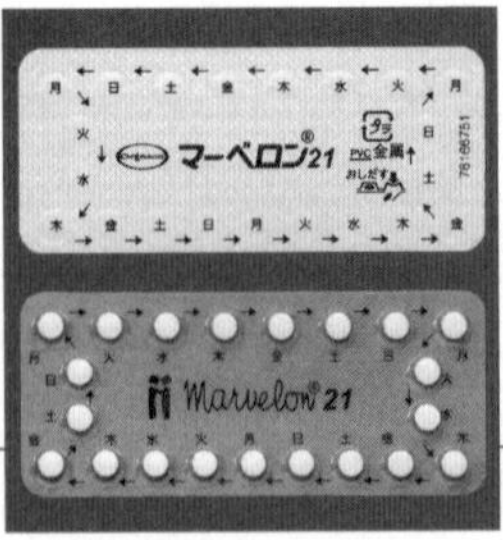


肌が綺麗になると噂の
避妊用ピル「マーベロン」

にメンテナンス力を注ぐ覚悟が無ければ手を出さない方が賢明です。

と、脅すだけ脅したのでさっさと話を進めます。簡単に肌質だけをきれいにしたい場合は、「結合型エストロゲンの薬剤」が最も効果的。ただ単にエストロゲンを増やせばよいのです。代表的なものは「プレマリン」などの経口結合型エストロゲン剤。効果はテキメンで、1週間ほど服用して肌ケアを重ねて行うと、女性っぽいキメの細かい肌になっていきます。1ヶ月程度で皮下脂肪が増え出し、体に丸みが出ます。

で、適量は？　と言われるとこれは個人差がありすぎてなんとも…。実際に医師が処方する場合（ニューハーフなどに処方する病院は存在する）血中のホルモンをモニターしつつ、投与量を調節していきます。故に素人の生兵法が恐ろしい結果を生みやすいのがホルモン剤の特徴です。

そんなリスクを避けたいというなら、効果は個人差満点ですが「プレマリンクリーム」。これは元々、膣内に入れるク

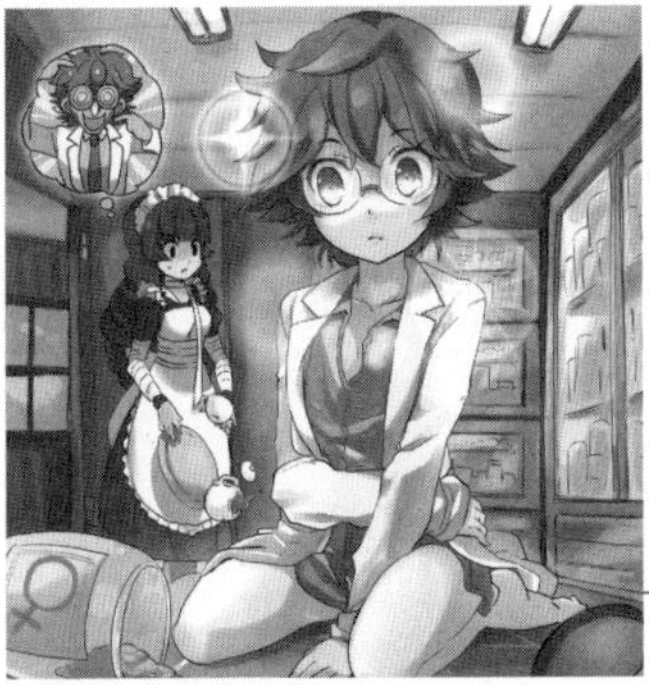

リーム剤なのですが、ホルモンは汗腺などからもゆっくり吸収されるため、塗りクスリとしても一応効果があるとされています。元々は更年期障害の治療薬として売られていましたが、女性にも効果があるという人がおり、愛用者も多いようです。

さらに、男性ホルモン自体を殺す薬も存在します。有名なものは「フルタミド」で、男性ホルモンの受容体をブロックすることで男性ホルモンの効き目をなくしてしまうというもの。女性の多毛症の治療薬でもあり、精子が作られなくするための男性用避妊薬としても研究されていますが、実用には至っていません。

フルタミドで男性ホルモンを抑え、結合型エストロゲンでエストロゲンレベルを高めれば、男は比較的短期間で真の男の娘へと変貌できるでしょう。ま、いつもいつも話しているように「自己責任」で！

# 第33講 女の子の匂いを合成する

## 人間にフェロモンは存在しないけど…

匂いを嗅いだだけで即発情！　男も女も乱れまくり！　そんなフェロモン物質が存在しないことは、第28講の「その気になるクスリ」で説明しました。しかしながら、男性は何も見えないような闇夜でも、妊娠可能かどうか、健康な子供を産める若さかどうかを、見分けられるのは事実です。一体何故でしょう？

それこそが今回のテーマである、「匂い」。女性は特殊な匂い成分を分泌しており、それが男性向けフェロモンとして、うまく機能しているのです。このフェロモンの一種である体臭に的を絞ると、これまた奥深い！

体臭というのは、先ほど述べたように、本来はその人となりを、目の見えない暗闇で認識するために作り出されます。例えば、体に病気を持っていたり、偏食から臓器に異常が起きている、胃が荒れている、肉が主食、炭水化物が大好き

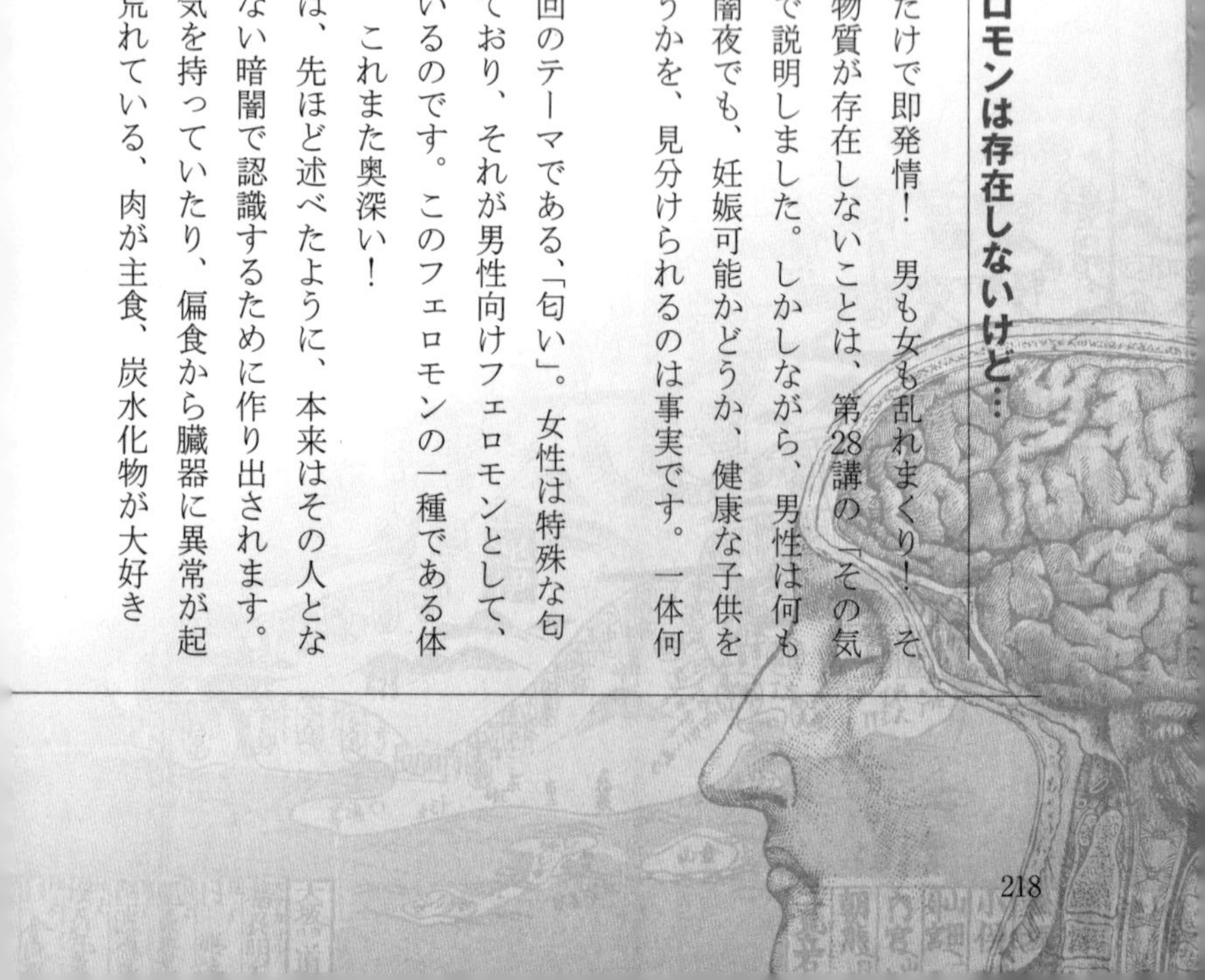

……などなど、これらの現象はすべて体臭に反映されます。

近年では、ガンの匂いや死の匂いもあるらしいといわれており、特殊な訓練を受けた犬を、癌検査に使おうという試みもあります。とあるホスピスでは、明日死ぬという人の枕元に猫が知らせに来る、なんて話もあるほど。今際の際の匂いなるものも存在するのではないかと考えられています。

## 皮脂でできる酸に女の子の秘密が

少々、話が逸れてしまいましたが、男女の話に戻しましょう。体臭は男性の場合、女性が健康であるかどうか、若いかどうか、そして妊娠可能かどうか？　という部分に重きを置いて見ています。性別を問わず人間は、若ければ若いほど皮脂の分泌が多くなります。分泌された皮脂に常在菌が分解して出来上がるのが、脂肪酸（厳密には他にもいろいろ生成される）。この脂肪酸の中には、高級脂肪酸の一種である。ペラルゴン酸が含まれているのですが、コイツが体臭の原因であ

# 第33講

るとされています。ただ、ペラルゴン酸が放つ匂いは、どちらかというと男性を思わせる匂いであり、女性とは少し異なります。

では、女性らしさや若さを出す物質がないのか？　というと、もちろんあります。それが脂肪酸の一種である「カプリン酸」と「カプリル酸」なのです。

## 男性諸君は実践すべし　女の子の匂いの作り方

女性らしい匂いの源となるカプリン酸とカプリル酸を混ぜ合わせ、試行錯誤した結果、見事に女の子の匂いを合成することに成功！

まずはカプリン酸とカプリル酸を1：1に配合した母液を10mℓ用意します。そこにミルク香料（ケーキ用）を数滴と、バニラエッセンスを1滴加えましょう。さらに、安息香酸エストラジオールを1～3mgほど添加することで、女の子っぽい匂いが科学的に再現可能というわけです。ちなみにこのレ

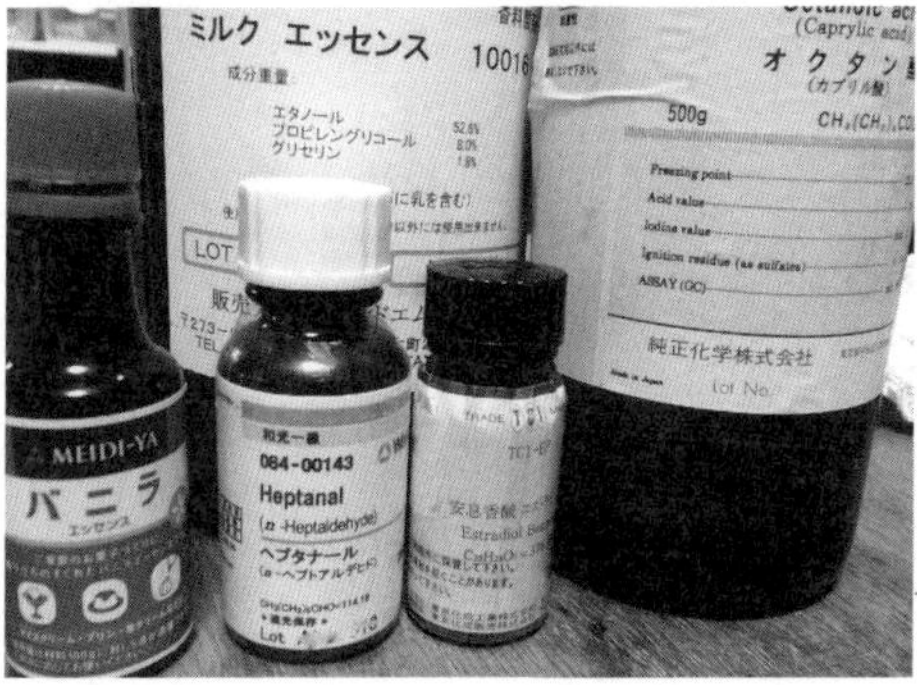


調合に必要な薬品は
それほど多くない

シピでは、エタノールで3倍希釈させて、散布してから1、2分経過したところで匂いが感じられるように調整してあります。

## お風呂あがりの女の子バージョン

先ほどの匂いに飽きてしまった場合は、せっけんの香りを足して、お風呂上がりの女の子の匂いを作って楽しんでみてはいかがでしょうか?

これには安息香酸などを使ってもよいのですが、無難に香水を選ぶのがよいでしょう。特に薬局などで販売されている「プチサンポン」という香水は、今回の女の子の匂いと非常に親和性が高いので、重ねて振りかけると、お風呂上がりの匂いそのものになり、大変いい感じです。ただし、これらの香水は混ぜて使うと長持ちしないため、あくまでも個別に振りかけるようにすると、持続性が高くなるでしょう。

# 第34講

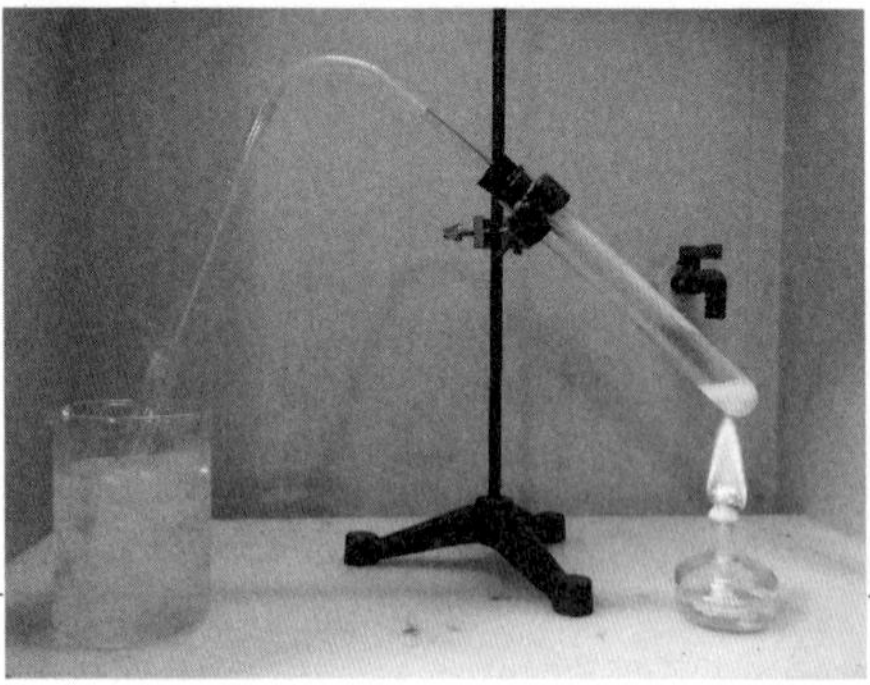

女の子の匂い"お手軽ver"の作製装置。バターを試験管に入れて加熱し、その揮発成分を抽出する

## 身近な食材で簡単に胸の谷間の匂いを…

カプリン酸だか何だか知らないが、もっと身近な材料で簡単に作れないのか？　という人のために、食材を使った製作方法を紹介しましょう。

用意するのは、バターとバニラエッセンス。この2つがあれば、かなり近い匂いが作れます。方法としては、バターの低沸点揮発流分を分解する！　はい、以上！　…ナンノコッチャと頭にハテナマークが浮かんだ人は、上の画像をご覧下さい。

用意するのは、試験管とガラス管、ビーカー。これらの器具は、東急ハンズやホームセンターなどで購入できるので、気軽に実験できるでしょう。

まずは、バターを試験管に入れてアルコールランプで加熱。熱を加えると、バターの成分が揮発し、氷と塩で冷やした試験管に入ります。すると、冷やされた揮発成分が左の試験管

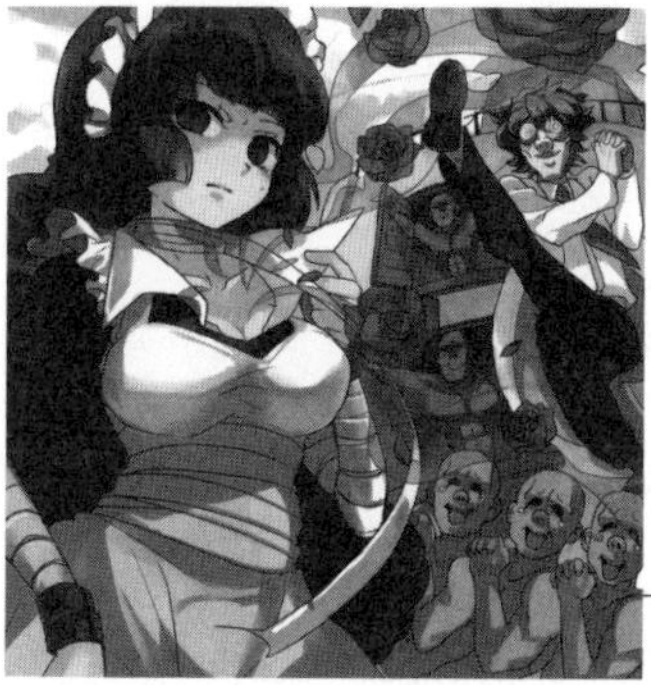

の中で冷えて、液体として抽出されるのです。
ここで注意すべき点は、バターを焦がさないこと。あくまでも、バターが沸騰している状態を維持し、黒く濁ってきたら使わず廃棄した方がよいでしょう。
うまくいけば、1/7程度の量が抽出でき、焼きたてのパンのような香ばしい匂いになります。この溶液を透明な瓶に入れ、3、4時間程度、直射日光に当てましょう。日光に含まれる紫外線によって、適度な分解が起こり、バターの香りに少し鼻をつくようなツンとした匂いがプラスされます。
そして最後の味付けに、ごく微量のバニラエッセンスを加えれば完了！　ツンと鼻をつくが、ほのかに甘い女の子の匂いが出来上がりました。これはいわゆる女性の胸の谷間に分泌される芳香成分と非常に似ているのです。さらにセッケン香水などと混ぜると、なかなかの再現度の高い、女の子の匂いになっていると思います。

# 悪魔が教える 願いが叶う 毒と薬

Poison and Drug

アリエナイ理科 別冊

悪魔が教える 願いが叶う毒と薬

2016年3月25日 発行
2023年3月1日 第9刷発行

著者 薬理凶室(くられ)
発行人 塩見正孝
発行所 株式会社三才ブックス
〒101-0041
東京都千代田区神田須田町2-6-5 OS85ビル3F
電 話:03-3255-7995(代表)
FAX:03-5298-3520

デザイン ヤマザキミヨコ(ソルト)
イラスト 京作
高田
北欧ゆう
協力 浅野しう
印刷・製本 図書印刷株式会社

ISBN978-4-86199-864-5
C0077



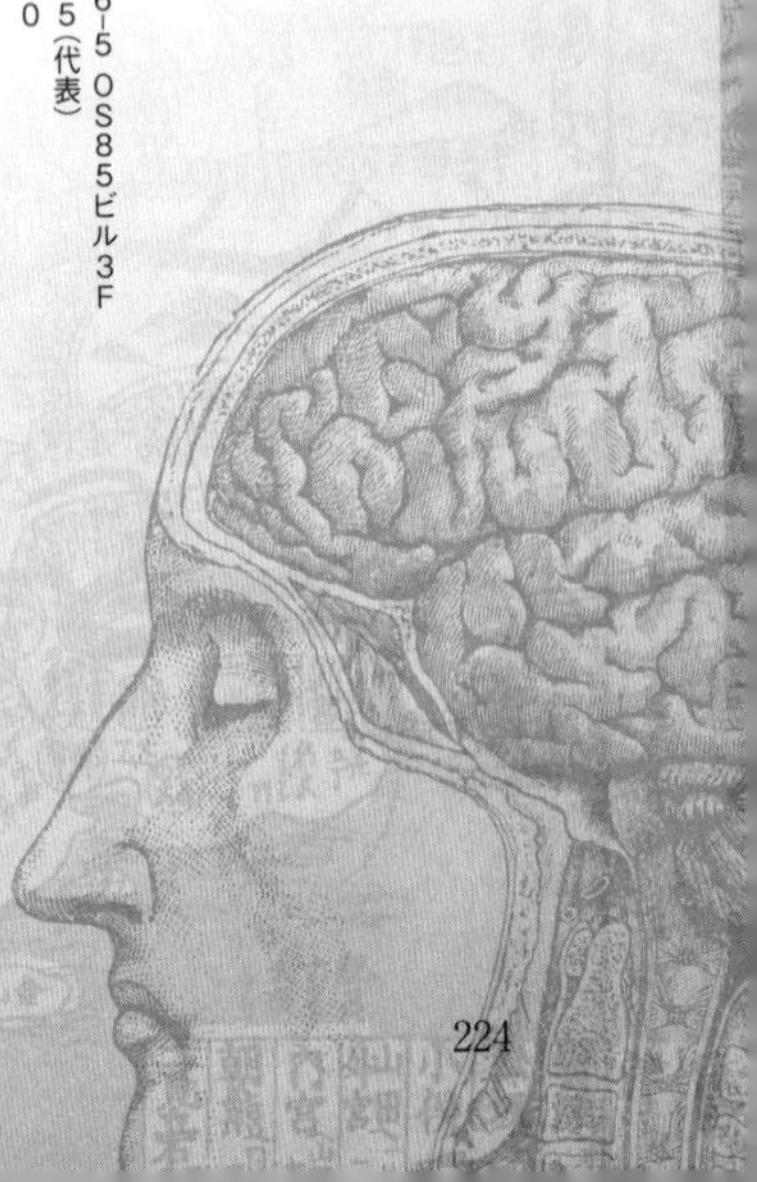